ZU DIESEM BUCH

»Ein guter Koch ist ein guter Arzt«, besagt ein Sprichwort. Denn: Wer sich vernünftig ernährt, kann sich viele Medikamente und Arztbesuche sparen. Übergewicht, Diabetes, Gicht, erhöhte Cholesterinwerte, Knochenschwund, Eisenmangel und Muskelkrämpfe, ja eventuell sogar Kopfschmerzen lassen sich durch einfache Maßnahmen beim Essen hervorragend beeinflussen – zusätzlich zu einer Arzneimittel-Therapie oder anstatt. Deshalb finden Sie in diesem Buch wichtige Hinweise zur Ernährung bei den genannten Erkrankungen. Schließlich spielen auch die Vitamine eine bedeutende Rolle für die Gesundheit des Menschen. Wer auf diese Stoffe achtet, kann nicht nur Mangelerscheinungen verhindern, sondern schützt den Körper möglicherweise sogar vor Zivilisationskrankheiten wie der Arteriosklerose und dem Krebs.

Meist fällt es nicht leicht, die Theorie in die Praxis umzusetzen. Jetzt hilft Ihnen diese Nährwert-Tabelle weiter: Häufig verzehrte Nahrungsmittel sind mit den wichtigsten Inhaltsstoffen aufgelistet. Beim Einkaufen, Kochen oder Zusammenstellen Ihres Essen können Sie einfach nachschlagen, welche Nahrungsmittel für Sie geeignet sind und welche nicht.

Wichtig ist, daß Sie die Tabelle regelmäßig in die Hand nehmen und den neuen Ernährungsmaßnahmen treu bleiben. Am Anfang ist es hilfreich, einige Wochen lang aufzuschreiben, wieviel Sie am Tag oder in der Woche an Fett, Harnsäure, Cholesterin, Calcium, Magnesium oder Eisen zu sich nehmen. Sie können auch »gute« Nahrungsmittel, die Sie bedenkenlos essen können, im Buch markieren! Auf den letzten Seiten des Buches finden Sie Platz für Notizen und Lieblingsrezepte. Die Mühe lohnt sich, denn um so besser prägt sich ein, worauf es bei der Ernährung ankommt. Mit der Zeit werden Ihnen die neuen Essensregeln und gesunden Nahrungsmittel immer vertrauter werden.

Noch eine Anmerkung zu den Nährwerten: Wenn Sie Werte dieser Nährwert-Tabelle mit Werten anderer Quellen vergleichen, finden Sie manchmal leicht abweichende Werte. Das ist ganz normal, denn Nahrungsmittel sind Naturprodukte mit schwankenden Mengen an Inhaltsstoffen: Je nach Anbaugebiet, Erntezeit oder Lagerungsmethode können die Inhaltsstoffe variieren. Noch komplizierter wird es, wenn mehrere Zutaten vermischt, gekocht oder gebacken werden. Deshalb können die Werte verschiedener Tabellen nie ganz identisch sein. Die Werte in diesem Buch wurden dem »Bundeslebensmittelschlüssel«, kurz BLS II.2, entnommen. Das ist eine Datenbank, die vom Bundesinstitut für gesundheitlichen Verbraucherschutz und Veterinärmedizin (BgVV), Berlin, herausgegeben wird. In der Datenbank sind allerdings die meisten Werte in Milligramm aufgeführt; einige Werte wurden für dieses Buch gerundet und in Gramm angegeben.

Diese Nährwerttabelle informiert Sie über viele Grundnahrungsmittel, aber auch über einige leichte Gerichte. Für letztere kann nur ungefähr die Zusammensetzung angegeben werden, weil es natürlich sehr vom individuellen Rezept abhängt, wieviel an Nährstoffen darin steckt. Die Gerichte wurden auf übliche Portionen, die pro Person veranschlagt werden, umgerechnet.

Bleibt noch zu wünschen: viel Erfolg beim Durchblättern, Rechnen und guten Appetit mit gesunder Kost.

Alsdorf, im März 1999

Tanja Schweig

Nährwerte auf einen Blick

ÜBER 1000 LEBENSMITTEL MIT

- KALORIEN
- FETT
- CHOLESTERIN
- KOHLENHYDRATEN
- EIWEISS
- HARNSÄURE
- BALLASTSTOFFEN
- EXTRA: VITAMINE, CALCIUM, EISEN, MAGNESIUM

APOTHEKERIN TANJA SCHWEIG

DIE AUTORIN

Tanja Schweig ist Apothekerin. Nach dem Pharmaziestudium hat sie in mehreren Apotheken gearbeitet, bevor sie erst als Volontärin und dann als Redakteurin bei der Apotheken-Kundenzeitschrift »Neue Apotheken Jllustrierte/Gesundheit« tätig wurde. In der Ratgeberreihe »Gesundheit mit der Apotheke« sind ebenfalls ihre Bücher »Das nützt bei Neurodermitis« und »Abnehmen und schlank bleiben« erschienen.

INHALT

Abkürzungen im Buch:

kcal = Kilokalorien,
kJ = Kilojoule,
g = Gramm,
mg = Milligramm,
µg = Mikrogramm
BE = Broteinheit,
Konserve = aus der Konserve
entnommen und abgetropft,
TK = Tiefkühlware,
F.i.Tr. = Fett in Trockenmasse,
/ = gleiche Nährwerte bei
zwei verschiedenen
Nahrungsmitteln bzw.
verschiedene Bezeichnungen
für ein Nahrungsmittel

Tips zum Umgang mit der Tabelle

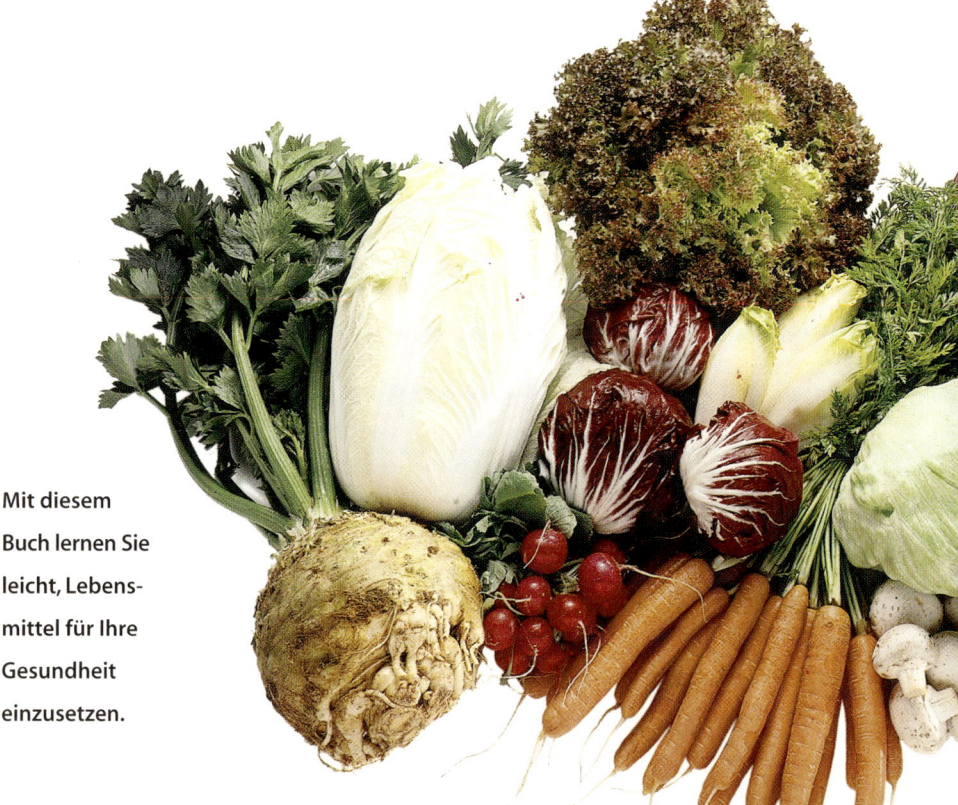

Mit diesem Buch lernen Sie leicht, Lebensmittel für Ihre Gesundheit einzusetzen.

▶ Der größte Teil der Tabelle stellt Grundnahrungsmittel vor. Ob sie frisch, roh oder gegart sind oder in irgendeiner Form zubereitet wurden, ist jeweils erklärt. Die 100 Gramm Lebensmittel beziehen sich immer auf küchenfertige Ware, daß heißt, der Küchenabfall ist entfernt:

Gemüse ist geputzt und gewaschen, Obst entkernt und geschält, Fleisch entsehnt und entbeint, Fisch entgrätet und entschuppt usw.

▶ Die Nährwerte geben an, wieviel von dem jeweiligen Nährstoff in 100 Gramm Nahrungsmittel enthalten ist.

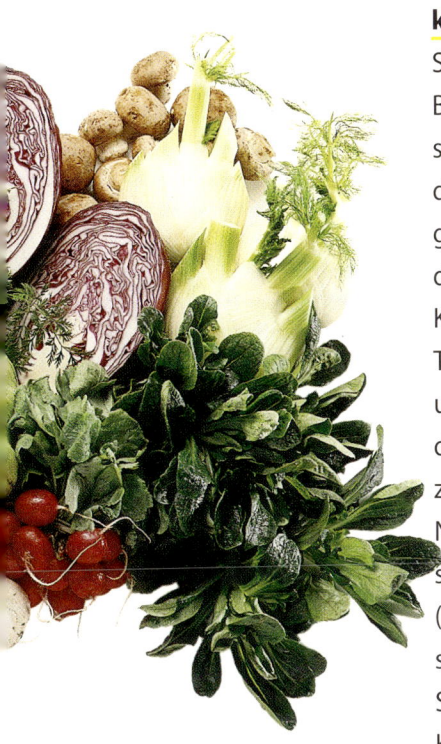

▶ Unter Kohlenhydraten verstehen Ernährungswissenschaftler sowohl Zucker als auch **komplexe Kohlenhydrate** wie Stärke. Zucker geht schnell ins Blut, wird rasch verstoffwechselt und macht deshalb wieder ruck zuck hungrig. Stärke geht langsam ins Blut, hält dafür lange satt. Der Wert für Kohlenhydrate, den sie der Tabelle entnehmen können, unterscheidet nicht zwischen diesen beiden Arten. Im Prinzip gilt für kohlenhydratreiche Nahrungsmittel: Schmecken sie süß, enthalten sie Zucker (Honig, Bonbons). Schmecken sie nicht süß, sind sie reich an Stärke (Nudeln, Brot). Zu den Kohlenhydraten zählen auch die **Ballaststoffe**. Der Wert für Ballaststoffe ist extra angegeben und ist nicht im Kohlenhydratwert enthalten.

▶ Diabetiker erhalten den Wert für Broteinheiten (BE), wenn Sie die jeweilige Kohlenhydratmenge durch 12 teilen.

Neben Fett und Eiweiß machen komplexe Kohlenhydrate den Hauptteil der Nahrung aus. Sie sollen bei Diabetes und beim Abnehmen vorrangig gegessen werden.

Ballaststoffe regeln die Verdauung und halten lange satt. Ballaststoffe sind in Gemüse und Vollkornprodukten enthalten.

▶ Diesen Wert müssen Sie immer auf die Menge umrechnen, die Sie wirklich essen. Beispiel:
100 Gramm Butter enthalten gut 80 Gramm Fett. Streichen Sie davon einen Teelöffel (5 Gramm) auf ein Brot, essen Sie nur 4 Gramm Fett.

Gemüse, Salat und Sprossen

100 Gramm Lebensmittel	Energie (kcal)	Energie (kJ)	Eiweiß (g)	Kohlenhydrate (g) (geteilt durch 12 gleich BE)	Ballaststoffe (g)	Fett (g)	Cholesterin (mg)	Harnsäure (mg)
Alfalfasprossen frisch	32	134	4,0	2,2	1,6	0,7	0	15
Artischocke frisch	22	93	2,4	2,6	10,8	0,1	0	50
Artischockenböden Konserve	16	67	1,8	1,7	8,6	0,1	0	42
Aubergine frisch	17	72	1,2	2,5	2,8	0,2	0	20
Bambussprossen Konserve	14	60	2,1	0,6	2,3	0,3	0	25
Batate (Süßkartoffel) frisch	111	466	1,6	24,1	3,1	0,6	0	14
Bleichsellerie frisch	17	70	1,2	2,2	2,5	0,2	0	70
Blumenkohl frisch	23	95	2,5	2,3	2,9	0,3	0	45
Bohnen (Sau-) dick frisch	84	351	7,0	12,5	3,0	0,5	0	42
Bohnen (Sau-) dick getrocknet	326	1364	28,1	47,6	12,0	2,0	0	167
Bohnen (Sau-) dick Konserve	72	303	6,7	10,0	2,9	0,5	0	45
Bohnen grün frisch	25	106	2,4	3,2	3,0	0,2	0	42
Bohnen grün Konserve	21	90	2,2	2,5	2,9	0,2	0	44
Bohnen weiß Konserve	65	274	5,3	9,9	4,2	0,4	0	45
Bohnensprossen frisch	41	172	3,5	5,8	3,0	0,3	0	12
Brennessel frisch	49	206	5,5	4,8	4,3	0,7	0	60
Broccoli frisch	26	110	3,3	2,5	3,0	0,2	0	50
Brunnenkresse frisch	19	78	1,6	2,0	3,0	0,3	0	30
Butterpilze frisch	11	46	1,7	0,3	5,9	0,4	0	50
Champignons frisch	15	64	2,7	0,6	2,0	0,2	0	60
Chayote frisch	24	99	0,8	4,7	1,1	0,1	0	7
Chicorée frisch	17	72	1,3	2,3	1,3	0,2	0	15
Chinakohl frisch	14	57	1,2	1,2	1,9	0,3	0	25
Eisbergsalat frisch	13	55	1,0	1,6	1,8	0,2	0	11
Endivien frisch	11	46	1,8	0,3	1,2	0,2	0	11
Erbsen grün frisch	82	342	6,6	12,3	5,0	0,5	0	150
Erbsen grün getrocknet	287	1201	23,7	42,4	18,1	1,7	0	544
Erbsen grün Konserve	70	294	6,2	9,8	4,9	0,5	0	158

GEMÜSE, SALAT UND SPROSSEN

100 Gramm Lebensmittel	Energie (kcal)	Energie (kJ)	Eiweiß (g)	Kohlenhydrate (g) (geteilt durch 12 gleich BE)	Ballaststoffe (g)	Fett (g)	Cholesterin (mg)	Harnsäure (mg)
Feldsalat frisch	14	60	1,8	0,7	1,8	0,4	0	24
Fenchel frisch	25	103	2,4	2,8	4,2	0,3	0	16
Gemüsezwiebel frisch	28	117	1,3	4,9	1,8	0,3	0	15
Getreidesprossen frisch	70	291	3,2	13,0	2,5	0,4	0	15
Gewürzgurken Sauerkonserve	11	46	0,5	1,5	0,4	0,1	0	6
Grünkohl frisch	37	155	4,3	2,5	4,2	0,9	0	30
Gurke frisch	12	51	0,6	1,8	0,5	0,2	0	8
Ingwerknolle	50	211	1,2	9,0	1,1	1,0	0	14
Kalebasse frisch	14	59	0,4	2,7	2,5	0,1	0	7
Kichererbsen frisch	141	592	7,5	21,2	5,0	2,7	0	150
Kichererbsen gekeimt frisch	32	135	5,1	1,9	2,1	0,3	0	12
Kichererbsen getrocknet	325	1361	17,8	47,8	11,9	6,4	0	356
Kichererbsen Konserve	125	522	7,3	17,4	5,0	2,6	0	162
Kidneybohnen Konserve	63	262	5,5	9,1	5,3	0,3	0	37
Knoblauch frisch	142	593	6,1	28,4	1,8	0,1	0	15
Knollensellerie frisch	19	81	1,7	2,3	4,2	0,3	0	30
Kohlrabi frisch	25	103	2,0	3,7	1,5	0,1	0	30
Kohlrübe (Steckrübe) frisch	27	115	1,2	5,0	2,4	0,2	0	20
Kopfsalat frisch	12	49	1,3	1,1	1,6	0,2	0	10
Kresse frisch	38	159	4,2	1,8	3,0	1,4	0	30
Kürbis frisch	27	112	1,4	4,6	0,8	0,2	0	7
Linsen gekeimt frisch	119	499	9,0	19,1	3,1	0,5	0	12
Linsen Konserve	77	322	5,8	12,3	2,6	0,3	0	50
Löwenzahn frisch	54	228	2,6	9,1	2,6	0,6	0	60
Mangold frisch	25	106	2,1	2,9	2,6	0,3	0	57
Maniok frisch	137	575	1,0	32,1	2,9	0,2	0	14
Meerrettich frisch	64	266	2,8	11,7	7,5	0,3	0	30
Melde (Gartenmelde) frisch	25	106	2,2	3,0	2,6	0,3	0	60

GEMÜSE, SALAT UND SPROSSEN

100 Gramm Lebensmittel	Energie (kcal)	Energie (kJ)	Eiweiß (g)	Kohlenhydrate (g) (geteilt durch 12 gleich BE)	Ballaststoffe (g)	Fett (g)	Cholesterin (mg)	Harnsäure (mg)
Mohrrüben frisch	26	108	1,0	4,8	3,6	0,2	0	15
Morcheln frisch	11	47	1,7	0,5	7,0	0,3	0	30
Mungobohnensprossen frisch	24	99	3,2	1,8	5,6	0,3	0	12
Okra frisch	20	84	2,1	2,2	4,9	0,2	0	8
Oliven grün gesäuert	143	600	1,4	1,8	2,4	13,9	0	25
Oliven schwarz gesäuert	353	1478	2,2	4,9	3,8	35,8	0	30
Palmenherzen Konserve	30	126	2,3	4,7	4,0	0,1	0	31
Paprika frisch	20	85	1,2	2,9	3,6	0,3	0	10
Pastinaken frisch	22	93	1,3	2,9	4,3	0,4	0	30
Perlzwiebeln Konserve	62	259	1,4	13,2	1,8	0,2	0	16
Petersilie frisch	53	220	4,4	7,4	4,3	0,4	0	40
Pfefferschoten frisch	38	159	1,6	7,0	3,6	0,3	0	10
Pfifferlinge frisch	11	48	1,6	0,2	5,6	0,5	0	30
Pickles süß milchsauer	1	6	0,1	0,2	0,1	0	0	1
Porree/Lauch frisch	26	107	2,2	3,2	2,2	0,3	0	40
Portulak frisch	27	113	1,5	4,3	2,5	0,3	0	30
Radicchio frisch	14	57	1,2	1,5	1,6	0,2	0	10
Radieschen frisch	15	61	1,1	2,1	1,6	0,1	0	10
Rettich frisch	14	57	1,1	1,9	2,5	0,2	0	10
Romanosalat frisch	16	67	1,6	1,7	1,3	0,2	0	10
Rosenkohl frisch	36	151	4,5	3,3	4,4	0,3	0	60
Rote Beete/Rüben frisch	42	175	1,5	8,4	2,5	0,1	0	20
Rote Beete Konserve	34	143	1,4	6,6	2,4	0,1	0	20
Rotkappen frisch	14	58	1,5	0,3	4,7	0,8	0	50
Rotkohl frisch	23	95	1,5	3,5	2,5	0,2	0	40
Sauerampfer frisch	22	93	2,3	2,0	2,6	0,4	0	55
Sauerkraut frisch abgetropft	17	70	1,5	0,8	3,5	0,3	0	20
Sauerkraut Konserve	16	65	1,4	0,6	3,3	0,3	0	20

Gemüse, Salat und Sprossen

100 Gramm Lebensmittel	Energie (kcal)	Energie (kJ)	Eiweiß (g)	Kohlenhydrate (g) (geteilt durch 12 gleich BE)	Ballaststoffe (g)	Fett (g)	Cholesterin (mg)	Harnsäure (mg)
Schalotten frisch	22	92	1,5	3,3	1,5	0,2	0	15
Schwarzwurzeln frisch	17	70	1,4	1,6	4,3	0,4	0	70
Shiitakepilze frisch	42	176	1,6	12,3	2,0	0,2	0	50
Shiitakepilze getrocknet	237	991	8,8	69,4	11,0	1,2	0	282
Spargel frisch	18	74	1,9	2,0	1,4	0,1	0	25
Spinat frisch	17	73	2,5	0,6	2,6	0,3	0	57
Spitzkohl frisch	23	96	2,1	2,7	2,5	0,3	0	20
Steinpilze frisch	20	83	3,6	0,5	6,9	0,4	0	80
Stielmus frisch	24	102	2,0	2,9	2,3	0,3	0	60
Teltower Rübchen frisch	42	175	1,5	8,4	2,5	0,1	0	20
Tomaten frisch	17	73	1,0	2,6	1,0	0,2	0	10
Topinambur frisch	31	130	2,4	4,0	12,5	0,4	0	14
Trüffel frisch	48	202	5,5	7,4	16,5	0,6	0	50
Trüffel Konserve	46	191	5,4	6,8	16,6	0,6	0	55
Wachsbohnen frisch	32	132	1,7	5,5	3,0	0,2	0	42
Wachsbohnen Konserve	26	109	1,6	4,3	2,9	0,2	0	44
Weiße Rüben frisch	26	107	1,0	4,7	3,5	0,2	0	20
Weißkohl frisch	25	104	1,4	4,2	3,0	0,2	0	20
Wirsingkohl frisch	26	109	3,0	2,4	2,6	0,4	0	40
Wurzelpetersilie frisch	37	155	2,9	5,4	4,3	0,5	0	30
Zucchini frisch	19	80	1,6	2,1	1,1	0,4	0	20
Zuckererbsen frisch	59	249	4,0	10,0	5,0	0,2	0	150
Zuckermais frisch	89	374	3,3	15,7	2,8	1,2	0	42
Zuckermais Konserve	76	317	3,1	12,6	2,8	1,2	0	45
Zwiebeln frisch	28	117	1,3	4,9	1,8	0,3	0	15

GEWÜRZE, KRÄUTER UND SOSSEN

100 Gramm Lebensmittel	Energie (kcal)	Energie (kJ)	Eiweiß (g)	Kohlenhydrate (g) (geteilt durch 12 gleich BE)	Ballaststoffe (g)	Fett (g)	Cholesterin (mg)	Harnsäure (mg)
Barbecue-Grillsoße	146	612	1,8	31,4	1,9	0,1	0	53
Brühe gekörnt (Gemüse-Hefe)	238	997	16,5	22,5	1,0	9,0	0	110
Brühe Paste (Gemüse-Hefe)	183	766	4,9	4,4	0,7	16,4	0	55
Brühe instant (Huhn/Rind)	149	624	17,0	11,0	0	4,0	0	139
Chilliesoße (Sambal Oelek)	198	827	7,2	19,2	14,9	10,2	0	89
Chillisoße mit Tomaten	172	720	6,5	17,3	12,7	8,5	0	84
Curry-Grillsoße	134	559	2,3	28,3	1,8	0,9	0	35
Essig	19	79	0,4	0,6	0	0	0	0
Gewürze/getrocknete Kräuter	338	1414	11,0	49,5	15,0	10,3	0	166
Grillsoße mexikanisch	59	246	2,7	7,8	3,4	1,6	0	44
Jäger-Grillsoße	108	451	1,9	24,0	1,2	0,1	0	39
Knoblauch-Grillsoße	118	492	1,9	26,4	1,0	0,1	0	29
Kräutersalz	21	90	1,2	3,6	1,7	0,2	0	0
Küchenkräuter frisch	55	232	3,7	8,0	5,3	0,8	0	15
Kümmel	362	1515	19,8	37,3	12,7	14,6	0	150
Würzsoße	224	939	25,0	15,0	0	7,0	0	139
Mango-Chutney	142	595	0,7	32,5	1,2	0,3	0	14
Mayonnaise 80% Fett	743	3112	1,5	2,0	0	82,5	237	1
Pfeilwurzelpulver	337	1409	17,3	62,8	2,7	0,9	0	45
Remoulade 65% Fett	641	2682	1,1	15,2	0,5	65,0	100	12
Salatcreme 25% Fett	274	1146	1,0	12,0	0	25,0	25	12
Salatmayonnaise 50% Fett	482	2018	0,5	5,0	0	52,0	52	12
Senf	86	361	6,0	6,0	1,0	4,0	0	29
Tabasco	70	292	2,5	6,5	5,0	3,4	0	30
Tomatenketchup	110	460	2,1	24,0	0,9	0,3	0	78
Tomatenmark/-püree	74	309	4,5	12,9	2,8	0,2	0	91
Worcestersoße	153	639	3,6	25,6	4,2	2,2	0	65
Zigeuner-Grillsoße	61	255	3,1	8,4	3,3	1,4	0	48

OBST UND TROCKENFRÜCHTE

100 Gramm Lebensmittel	Energie (kcal)	Energie (kJ)	Eiweiß (g)	Kohlenhydrate (g) (geteilt durch 12 gleich BE)	Ballaststoffe (g)	Fett (g)	Cholesterin (mg)	Harnsäure (mg)
Acerola frisch	20	85	0,2	3,6	1,6	0,2	0	15
Akee frisch	217	910	5,0	4,6	2,0	20,0	0	15
Ananas frisch	59	246	0,5	13,1	1,4	0,2	0	20
Apfel frisch	52	217	0,4	11,4	2,0	0,4	0	15
Aprikosen frisch	42	177	0,9	8,5	1,9	0,1	0	20
Aprikosen getrocknet	249	1044	5,3	50,5	11,2	0,6	0	118
Avocado frisch	217	909	1,9	0,4	3,3	23,5	0	30
Banane frisch	95	398	1,2	21,4	2,0	0,2	0	25
Baumstachelbeeren frisch	27	111	1,2	3,5	1,8	0,5	0	15
Birne frisch	52	219	0,5	12,4	2,8	0,3	0	15
Boysenbeeren frisch	34	144	0,5	6,2	6,2	0,3	0	15
Brombeeren frisch	30	125	1,2	2,7	6,6	1,0	0	15
Brotfrucht frisch	113	473	1,5	25,3	4,0	0,3	0	15
Carissa frisch	80	336	0,5	16,6	2,7	1,1	0	15
Cashewapfel/-birne frisch	55	229	1,0	10,8	2,5	0,7	0	15
Cherimoya frisch	65	272	1,5	13,4	7,0	0,3	0	15
Clementinen frisch	46	192	0,7	9,0	2,0	0,3	0	20
Datteln getrocknet	285	1194	2,0	66,1	8,8	0,5	0	15
Erdbeeren frisch	32	134	0,8	5,5	2,0	0,4	0	25
Erdkirschen frisch	51	213	1,9	8,4	2,8	0,7	0	15
Feigen frisch	63	264	1,3	12,9	2,0	0,5	0	15
Feigen getrocknet	284	1190	5,9	58,2	9,2	2,3	0	68
Granatapfel frisch	78	326	0,7	16,7	2,2	0,6	0	15
Grapefruit frisch	50	209	0,6	9,0	0,6	0,2	0	15
Guave frisch	38	158	0,9	6,7	5,2	0,5	0	15
Hagebutten frisch	108	452	3,6	19,3	6,0	0,6	0	15
Heidelbeeren frisch	42	176	0,6	7,4	4,9	0,6	0	20
Himbeeren frisch	34	142	1,3	4,8	6,7	0,3	0	18

OBST UND TROCKENFRÜCHTE

100 Gramm Lebensmittel	Energie (kcal)	Energie (kJ)	Eiweiß (g)	Kohlenhydrate (g) (geteilt durch 12 gleich BE)	Ballaststoffe (g)	Fett (g)	Cholesterin (mg)	Harnsäure (mg)
Holunderbeeren frisch	48	199	2,5	7,4	4,0	0,5	0	33
Jabotikaba frisch	75	316	0,5	13,8	1,8	1,8	0	15
Jackfrucht frisch	72	302	1,1	15,3	4,2	0,5	0	15
Jambuse frisch	34	143	0,6	6,8	3,0	0,3	0	15
Johannisbeeren rot frisch	43	181	1,1	7,3	7,4	0,2	0	15
Johannisbeeren schwarz frisch	57	239	1,3	10,3	6,8	0,2	0	15
Johannisbeeren weiß frisch	51	213	0,9	9,2	6,1	0,2	0	15
Jujube frisch	108	451	1,4	24,1	4,2	0,3	0	15
Kaki frisch	71	297	0,6	16,0	3,0	0,3	0	15
Kaktusbirne frisch	37	154	1,0	7,1	1,8	0,4	0	15
Kantalupe frisch	26	110	0,9	5,3	1,0	0,1	0	25
Kapstachelbeeren frisch	76	319	2,3	13,3	0,5	1,1	0	15
Kiwi frisch	61	255	1,0	10,8	3,9	0,6	0	19
Kumquat frisch	68	286	0,7	14,6	3,7	0,3	0	15
Limette frisch	47	195	0,5	1,9	1,0	2,4	0	20
Litschi frisch	76	319	0,9	17,0	1,6	0,3	0	15
Loganbeeren frisch	26	108	1,1	3,4	5,6	0	0	15
Longane frisch	49	207	1,0	9,1	1,1	0,8	0	15
Mamey-Apfel frisch	57	238	0,5	12,4	3,0	0,4	0	15
Mandarine frisch	50	210	0,7	10,1	1,7	0,3	0	20
Mango frisch	60	252	0,6	12,8	1,7	0,5	0	15
Mangostane frisch	74	309	0,6	15,9	1,4	0,6	0	15
Maulbeeren frisch	44	186	1,3	8,1	1,5	0	0	15
Mirabellen frisch	64	269	0,7	14,0	1,3	0,2	0	20
Mispel frisch	49	204	0,5	10,6	10,0	0,2	0	15
Moosbeeren frisch	36	150	0,4	3,9	3,8	0,7	0	15
Naranjilla frisch	49	204	1,0	9,7	0,5	0,2	0	15
Nektarinen frisch	57	238	0,9	12,4	2,2	0,1	0	18

OBST UND TROCKENFRÜCHTE

100 Gramm Lebensmittel	Energie (kcal)	Energie (kJ)	Eiweiß (g)	Kohlenhydrate (g) (geteilt durch 12 gleich BE)	Ballaststoffe (g)	Fett (g)	Cholesterin (mg)	Harnsäure (mg)
Orange frisch	47	197	1,0	9,2	2,2	0,2	0	20
Pampelmuse frisch	46	193	0,8	9,4	0,7	0	0	15
Papaya frisch	13	54	0,5	2,4	1,9	0,1	0	15
Passionsfrucht/Maracuja frisch	80	335	2,4	13,4	1,5	0,4	0	15
Pfirsich frisch	41	170	0,8	8,9	2,3	0,1	0	18
Pflaumen frisch	47	197	0,6	10,2	1,7	0,2	0	20
Pflaumen getrocknet	261	1092	3,3	56,5	9,4	1,1	0	111
Preiselbeeren/Kronsbeeren frisch	39	162	0,3	7,1	2,9	0,5	0	13
Quitte frisch	39	162	0,4	7,3	5,8	0,5	0	30
Reineclauden frisch	63	264	0,8	13,5	2,3	0,1	0	20
Rhabarber frisch	13	55	0,6	1,4	2,3	0,1	0	5
Rosinen/Sultaninen getrocknet	298	1247	2,5	66,2	5,4	0,6	0	107
Sandornbeeren frisch	94	393	1,4	5,2	3,0	7,1	0	15
Sapote frisch	96	404	1,4	20,9	5,5	0,5	0	15
Satsumas frisch	46	193	0,8	9,4	0,7	0	0	20
Sauerkirschen frisch	58	241	0,9	11,0	1,0	0,4	0	15
Schlehe frisch	69	289	0,8	11,7	9,0	1,0	0	15
Stachelanone frisch	71	299	1,0	15,5	1,1	0,3	0	15
Stachelbeeren frisch	44	184	0,8	8,5	2,9	0,2	0	15
Süßkirschen frisch	63	265	0,9	13,3	1,5	0,3	0	15
Tamarillo frisch	59	245	1,7	10,6	1,5	0,8	0	15
Vogelbeeren/Eberesche frisch	99	416	1,5	20,3	6,0	2,0	0	15
Walderdbeeren frisch	32	134	0,8	5,5	2,0	0,4	0	25
Wassermelone frisch	38	160	0,6	8,3	0,2	0,2	0	20
Weintrauben weiß/rot frisch	71	297	0,7	15,6	0,8	0,3	0	20
Zitrone frisch	56	235	0,7	8,1	1,3	0,6	0	20
Zuckermelone frisch	26	110	0,9	5,3	1,0	0,1	0	25
Zwetschgen frisch	43	181	0,6	8,8	2,3	0,1	0	20

NÜSSE UND SAMEN

100 Gramm Lebensmittel	Energie (kcal)	Energie (kJ)	Eiweiß (g)	Kohlenhydrate (g) (geteilt durch 12 gleich BE)	Ballaststoffe (g)	Fett (g)	Cholesterin (mg)	Harnsäure (mg)
Baumwollsaat	374	1564	21,9	27,9	10,8	19,4	0	200
Bucheckern	588	2462	6,2	29,8	3,7	50,0	0	70
Cashewnüsse	568	2377	17,5	30,5	2,9	42,2	0	0
Edelkastanien/Maronen	173	724	2,5	36,0	8,4	1,9	0	0
Erdnüsse	561	2350	25,3	8,3	10,9	48,1	0	70
Erdnußmus	578	2422	26,3	10,6	8,1	48,5	0	71
Haselnüsse	636	2662	12,0	10,5	8,2	61,6	0	40
Hickorynüsse	692	2898	9,3	4,4	9,5	72,0	0	0
Kokosfruchtfleisch	358	1498	3,9	4,8	9,0	36,5	0	0
Kokosmilch	24	102	0,3	4,9	0	0,4	0	0
Kokosnußraspeln	610	2555	6,2	6,4	20,0	63,3	0	0
Kürbiskerne	560	2344	24,4	14,2	8,8	45,6	0	0
Leinsamen	372	1558	24,4	0	35,0	30,9	0	105
Leinsamen geschrotet	379	1586	24,8	0	33,8	31,5	0	107
Macadamianüsse	676	2829	7,5	0	15,4	73,0	0	0
Mandeln süß/bitter	569	2383	18,7	3,7	15,2	54,1	0	40
Mohn	472	1976	20,2	4,2	20,5	42,2	0	170
Mohn gemahlen, geschrotet	477	1997	20,4	4,2	19,7	42,6	0	172
Paranüsse	660	2763	13,6	3,6	8,1	66,8	0	22
Pecannüsse	692	2898	9,3	4,4	9,5	72,0	0	0
Pfirsichkerne	604	2529	25,0	13,4	0,8	50,7	0	0
Pinienkerne	575	2408	24,0	7,3	7,2	50,7	0	0
Pistazien	574	2405	17,6	11,6	10,6	51,6	0	0
Saflorsaat (Distel)	535	2238	16,2	31,8	2,5	38,5	0	80
Sesam	559	2339	17,7	10,2	11,2	50,4	0	80
Sonnenblumenkerne	574	2405	22,5	12,3	6,3	49,0	0	160
Walnüsse	654	2738	14,4	10,6	6,1	62,5	0	25

BROT, GETREIDE UND MÜSLI

100 Gramm Lebensmittel	Energie (kcal)	Energie (kJ)	Eiweiß (g)	Kohlenhydrate (g) (geteilt durch 12 gleich BE)	Ballaststoffe (g)	Fett (g)	Cholesterin (mg)	Harnsäure (mg)
Baguette	252	1053	7,8	51,0	3,0	1,4	0	56
Brötchen (Weizen-)	252	1053	7,8	51,0	3,0	1,4	0	56
Buchweizenbrot	238	998	7,3	47,6	3,6	1,7	0	65
Buchweizenkörner	340	1424	9,1	71,0	9,9	1,7	0	150
Buchweizenmehl	346	1447	5,1	78,3	2,8	0,8	0	84
Buchweizenschrot	340	1425	9,1	71,0	3,7	1,7	0	150
Buchweizen-Vollkornbrot	216	906	7,3	43,0	5,1	1,4	0	77
Buchweizen-Vollkornmehl	341	1426	10,9	67,1	3,6	2,7	0	180
Bulgur	325	1361	9,0	68,9	10,3	1,0	0	69
Cornflakes	355	1488	7,2	79,1	4,0	0,6	0	80
Cornflakes, geröstet mit Zucker/Honig	353	1479	6,5	79,3	3,6	0,5	0	73
Croissant	508	2126	7,5	45,2	2,3	33,2	26	56
Fladenbrot	239	1001	7,4	48,5	2,8	1,3	0	53
Gerstenmehl	336	1405	9,8	68,7	5,0	1,9	0	102
Gerstenflocken (Vollkorn)	314	1314	7,9	66,1	10,3	1,5	0	82
Gerstenkörner	320	1338	9,8	64,3	9,8	2,1	0	108
Gersten-Vollkornbrot	202	846	6,8	40,4	8,7	1,1	0	63
Grahambrot	218	911	7,8	42,7	5,3	1,4	0	55
Grahambrötchen	250	1048	7,9	50,5	3,3	1,5	0	59
Graubrot-Roggenbrot	211	884	6,0	43,8	5,5	0,9	0	55
Graubrot-Roggenmischbrot	213	890	5,9	44,6	4,6	0,8	0	49
Graubrot-Weizenbrot	236	987	8,6	45,0	4,3	2,0	0	58
Graubrot-Weizenmischbrot	219	916	7,1	44,9	3,9	0,9	0	49
Graupen (Gersten-)	339	1421	9,7	71,0	4,6	1,4	0	100
Grieß (Mais-)/Polenta	345	1444	8,8	73,8	5,0	1,1	0	29
Grieß (Weizen-)	326	1363	9,6	68,9	7,1	0,8	0	80
Grünkernbrot	238	997	8,2	46,1	4,2	2,0	0	73

100 Gramm Lebensmittel	Energie (kcal)	Energie (kJ)	Eiweiß (g)	Kohlenhydrate (g) (geteilt durch 12 gleich BE)	Ballaststoffe (g)	Fett (g)	Cholesterin (mg)	Harnsäure (mg)
Grünkernbrötchen	250	1047	8,7	48,4	4,4	2,1	0	77
Grünkernkörner/-schrot	324	1358	10,8	63,3	8,8	2,7	0	125
Grünkernmehl	344	1442	9,7	70,8	6,0	2,0	0	125
Grünkern-Vollkornbrot	213	893	7,6	41,5	6,1	1,6	0	72
Haferflocken (Vollkorn-)	370	1548	12,5	63,3	5,4	7,0	0	100
Haferflocken mit Trockenobst	354	1482	10,4	63,6	5,8	5,8	0	98
Haferkörner/-schrot	353	1478	11,7	59,8	5,6	7,1	0	102
Hafermehl	375	1568	13,8	62,9	5,0	7,2	0	149
Hafer-Vollkornbrot	206	861	7,0	40,0	8,2	1,6	0	62
Hefebrot mit Sultaninen	262	1059	8,0	51,0	3,0	2,3	4	57
Hefezopf fettarm	303	1268	7,6	46,8	2,5	9,1	84	40
Hirsekörner	331	1384	9,6	64,0	13,0	3,6	0	66
Hirsebrot	238	998	7,4	47,1	3,4	1,9	0	58
Hirseflocken (Vollkorn)	354	1481	9,8	68,8	3,8	3,9	0	85
Hirsekörner geschält	354	1481	9,8	68,8	3,8	3,9	0	85
Hirsemehl	345	1443	5,8	75,4	2,0	1,7	0	50
Hirseschrot	354	1481	9,8	68,8	3,8	3,9	0	85
Hirse-Vollkornbrot	219	917	7,4	42,6	5,1	1,8	0	64
Holzofenbrot/Steinofenbrot	213	890	5,9	44,6	4,6	0,8	0	49
Knäckebrot	358	1498	11,1	72,6	4,2	2,0	0	79
Knäckebrot mit Sesam	371	1552	11,5	68,3	4,7	5,2	0	79
Kommißbrot	213	890	5,9	44,6	4,6	0,8	0	49
Korinthenbrötchen mit Hefe	256	1072	7,4	52,4	3,2	1,3	0	60
Kümmelbrötchen	256	1070	8,3	50,5	3,3	1,9	0	59
Kümmelstange	465	1948	9,4	53,1	3,3	23,9	68	34
Laugengebäck	340	1423	9,4	68,5	4,1	2,6	0	39
Mais-Fladenbrot	222	928	5,2	45,5	1,9	1,8	0	18
Maiskörner	331	1385	8,5	64,7	9,2	3,8	0	60

BROT, GETREIDE UND MÜSLI

100 Gramm Lebensmittel	Energie (kcal)	Energie (kJ)	Eiweiß (g)	Kohlenhydrate (g) (geteilt durch 12 gleich BE)	Ballaststoffe (g)	Fett (g)	Cholesterin (mg)	Harnsäure (mg)
Maismehl	354	1482	8,3	72,7	3,0	2,8	0	29
Maisschrot	334	1399	9,0	64,6	9,2	4,0	0	60
Mehrkornbrötchen	233	975	6,5	48,5	5,0	1,1	0	56
Mehrkornflocken geröstet mit Zucker/Honig	315	1320	9,5	64,4	9,9	1,7	0	82
Mehrkorn-Graubrot	221	924	6,1	46,0	4,7	1,0	0	53
Mehrkorn-Vollkornbrot	201	842	6,8	40,0	8,1	1,2	0	63
Mehrkorn-Weißbrot	246	1028	7,6	49,6	3,0	1,5	0	57
Milchbrötchen	270	1131	8,8	52,0	2,9	2,6	4	54
Mohnbrötchen (Weizen-)	262	1098	8,4	48,8	3,8	3,4	0	61
Mohn-Vollkornbrötchen	235	982	8,7	41,7	7,2	3,4	0	72
Müsli	351	1470	10,4	60,1	8,1	7,2	0	105
Müsli mit Schokolade	390	1632	9,8	60,4	6,8	11,8	2	86
Müsli mit Trockenfrüchten	340	1423	9,9	60,4	8,5	6,0	0	95
Paniermehl/Semmelbrösel	358	1499	10,1	73,5	5,3	2,1	0	60
Pumpernickel	187	784	6,5	37,4	8,5	1,0	0	57
Reiscrispies	377	1580	6,1	84,9	2,0	0,9	0	78
Roggenbrötchen	223	934	6,4	46,3	5,8	1,0	0	58
Roggenflocken (Vollkorn)	295	1237	9,0	60,1	14,0	1,7	0	70
Roggenkeime/-keimflocken	341	1428	39,0	20,7	12,0	11,2	0	1230
Roggenkörner	294	1231	9,0	59,7	14,0	1,7	0	70
Roggenmehl Typ 997	316	1324	6,9	68,6	8,0	1,1	0	54
Roggenschrot Type 1800	293	1228	10,0	59,0	13,7	1,5	0	80
Roggen-Vollkornbrot	187	784	6,5	37,4	8,5	1,0	0	57
Roggen-Vollkornmehl	294	1231	9,0	59,7	14,0	1,7	0	70
Rosinenbrötchen (Hefe)	256	1072	7,4	52,4	3,2	1,3	0	60
Rosinen-Vollkornbrötchen	230	961	7,7	45,4	6,5	1,5	0	70
Sago	341	1427	0,6	83,1	0,1	0,1	0	4

100 Gramm Lebensmittel	Energie (kcal)	Energie (kJ)	Eiweiß (g)	Kohlenhydrate (g) (geteilt durch 12 gleich BE)	Ballaststoffe (g)	Fett (g)	Cholesterin (mg)	Harnsäure (mg)
Schlüterbrot	187	784	6,5	37,4	8,5	1,0	0	57
Sesambrötchen (Weizen-)	266	1115	8,3	49,1	3,4	3,8	0	57
Sesam-Vollkornbrötchen	238	998	8,6	42,0	6,8	3,8	0	68
Simonsbrot	187	784	6,5	37,4	8,5	1,0	0	57
Sojabrot	388	1623	37,0	6,1	23,0	24,0	0	250
Sonnenblumenkernbrötchen	267	1118	8,5	49,2	3,1	3,7	0	61
Sonnenblumenkern-Vollkornbrötchen	239	1001	8,8	42,1	6,6	3,7	0	71
Stärke (Weizen-)	351	1470	0,4	85,8	1,2	0,1	0	0
Steinmetzbrot	211	883	6,1	44,0	5,0	0,9	0	50
Tapioka	349	1462	0,6	84,9	1,8	0,2	0	30
Toast-Weißbrot	259	1085	7,9	48,4	2,7	3,4	0	64
Toastbrot-Vollkornschrot	240	1005	8,4	42,3	7,4	3,8	0	90
Weißbrot (Weizen-)	239	1001	7,4	48,5	2,8	1,3	0	53
Weizengrieß/-grütze	326	1363	9,6	68,9	7,1	0,8	0	80
Weizenkeime/-keimflocken	314	1313	26,6	30,6	17,7	9,2	0	843
Weizenkleie	172	721	14,9	17,5	45,4	4,7	0	142
Weizenkörner/-flocken (Vollkorn)	313	1310	11,7	61,0	10,3	2,0	0	90
Weizenmehl Typ 405	337	1409	9,8	70,9	4,0	1,0	0	40
Weizen-Vollkornbrot	212	888	7,7	41,3	6,2	1,5	0	64
Weizen-Vollkornbrötchen	223	935	8,1	43,5	6,6	1,6	0	67
Weizen-Vollkornmehl	309	1293	11,4	59,5	10,0	2,4	0	82
Zwieback	365	1529	9,2	71,4	5,2	4,3	0	60
Zwiebelbrötchen	244	1023	7,6	49,5	3,0	1,4	0	55
Zwiebel-Roggenbrötchen	217	910	6,2	45,1	5,7	1,0	0	57

VEGETARISCHES UND SOJA

100 Gramm Lebensmittel	Energie (kcal)	Energie (kJ)	Eiweiß (g)	Kohlenhydrate (g) (geteilt durch 12 gleich BE)	Ballaststoffe (g)	Fett (g)	Cholesterin (mg)	Harnsäure (mg)
Bratling/Klöße (Soja) naß	339	1418	19,7	8,6	5,8	25,3	0	126
Bratling (vegetarisch) TK	142	596	9,1	8,2	3,1	8,2	0	63
Bratling (vegetarisch) trocken	293	1225	16,1	51,3	12,5	2,1	0	152
Fleisch (Soja) trocken	286	1198	34,3	32,6	13,0	1,6	0	251
Fleisch (Soja) mit Soße Konserve	191	800	14,3	1,3	0,4	14,5	0	27
Fleisch (vegetarisch) trocken	137	575	21,6	7,8	0,7	2,1	0	89
Gulasch (Soja) mit Soße Konserve	101	424	5,4	5,8	1,2	6,3	0	23
Gulasch (vegetarisch) Konserve	72	302	7,4	4,5	4,1	2,7	2	62
Hefeaufstrichpaste	310	1297	2,5	2,5	0,3	32,7	1	73
Hefeflocken/-granulat	361	1512	43,4	34,2	0	5,2	0	1500
Miso	102	429	10,5	4,7	10,5	4,6	0	60
Pastete (Getreide)	210	880	4,9	13,4	3,4	15,3	0	33
Pastete (vegetarisch)	212	888	11,6	16,0	2,1	11,3	0	388
Schmalz (vegetarisch)	729	3051	2,0	3,8	1,8	79,7	4	14
Sojabohnen frisch	143	598	11,9	10,4	3,0	5,9	0	42
Sojabohnen getrocknet	416	1742	35,1	29,2	8,9	17,4	0	123
Sojabohnen Konserve	131	547	11,4	8,4	3,0	5,6	0	45
Sojalecithin	884	3700	0	0	0	100,0	0	0
Sojamehl vollfett	366	1534	42,5	3,1	20,0	20,5	0	300
Sojamilch	34	144	3,4	0,7	2,0	2,0	0	20
Sojamilch-Pulver	382	1598	41,8	8,0	20,0	20,3	0	270
Sojasoße Fertigprodukt	70	294	8,7	8,3	0	0	0	41
Sojaschrot	390	1633	43,0	3,0	20,0	23,0	0	200
Sojaspeisekleie	111	465	13,0	10,0	60,0	2,0	0	300
Sojasprossen frisch	52	217	5,3	4,7	2,3	1,2	0	15
Tofu frisch	72	300	7,8	0,5	0,5	4,3	0	50
Würstchen (Soja) Konserve	362	1516	10,0	5,5	0,9	33,9	1	17
Nudeln aus Soja roh	329	1378	16,7	53,0	11,9	5,3	0	119

NUDELN, REIS UND KARTOFFELN

100 Gramm Lebensmittel	Energie (kcal)	Energie (kJ)	Eiweiß (g)	Kohlenhydrate (g) (geteilt durch 12 gleich BE)	Ballaststoffe (g)	Fett (g)	Cholesterin (mg)	Harnsäure (mg)
Bechamelkartoffeln gegart	79	332	2,4	9,1	1,3	3,6	3	11
Bratkartoffeln gegart	112	467	1,9	13,2	2,2	5,5	0	15
Kartoffelbrei aus Pulver gegart	93	390	2,1	10,7	1,9	4,6	9	8
Kartoffelbrei selbstgemacht gegart	68	283	2,0	11,2	1,6	1,4	4	11
Kartoffelbrei-Pulver trocken	328	1375	8,6	71,0	14,9	0,6	0	60
Kartoffeln geschält gegart	70	294	2,0	14,6	2,3	0,1	0	16
Kartoffeln geschält roh	71	298	2,0	14,8	2,3	0,1	0	16
Kartoffeln ungeschält gegart	58	241	1,6	11,9	1,8	0,1	0	13
Kartoffeln ungeschält roh	57	239	1,6	11,8	1,8	0,1	0	13
Kartoffelpuffer gegart	139	581	3,1	17,2	2,3	6,2	33	17
Kartoffelstärke	341	1427	0,6	83,1	0,1	0,1	0	4
Käsespatzen	102	427	5,8	9,2	0,5	4,6	50	7
Klöße selbstgemacht halb und halb gegart	84	350	2,4	15,4	2,3	1,1	0	20
Klöße von gegarten Kartoffeln gegart	100	420	3,2	16,2	1,9	2,2	37	17
Klöße von rohen Kartoffeln gegart	78	326	2,4	11,8	1,7	2,1	3	14
Kloß-Pulver trocken	325	1360	5,7	73,7	6,3	0,3	0	42
Kloß-Pulver halb und halb trocken	326	1363	5,4	74,2	6,3	0,2	0	60
Kroketten gegart	144	604	4,5	19,0	2,4	5,3	49	19
Kümmelkartoffeln gegart	97	407	2,1	14,1	2,3	3,4	9	16
Nudeln (Hartgrieß) eifrei gegart	150	626	5,4	30,3	2,3	0,5	0	26
Nudeln (Hartgrieß) eifrei roh	348	1455	12,5	70,5	5,1	1,2	0	60
Nudeln mit Ei gegart	126	527	4,4	24,4	1,9	1,0	34	21
Nudeln mit Ei roh	352	1474	12,3	68,3	5,0	2,8	94	60
Nudeln mit hohem Eigehalt gegart	128	535	4,8	24,4	1,3	1,0	52	21
Nudeln mit hohem Eigehalt roh	357	1496	13,5	68,2	3,4	2,9	146	60
Nudeln mit Spinat eifrei roh	331	1385	10,1	69,4	7,7	0,9	0	92

NUDELN, REIS UND KARTOFFELN

100 Gramm Lebensmittel	Energie (kcal)	Energie (kJ)	Eiweiß (g)	Kohlenhydrate (g) (geteilt durch 12 gleich BE)	Ballaststoffe (g)	Fett (g)	Cholesterin (mg)	Harnsäure (mg)
Nudeln mit Spinat mit Ei gegart	121	508	3,8	24,0	2,8	0,9	25	32
Nudeln mit Spinat mit Ei roh	340	1422	10,7	67,2	7,4	2,6	71	89
Nudeln mit Tomaten eifrei roh	331	1384	10,2	69,4	7,5	0,8	0	97
Nudeln mit Tomaten mit Ei roh	339	1420	10,8	67,3	7,3	2,5	69	94
Nudeln selbstgemacht mit Ei gegart	122	512	4,1	24,1	2,6	0,9	23	29
Nudeln selbstgemacht mit Ei roh	343	1434	11,4	67,4	7,0	2,5	63	80
Pommes Frites gegart	157	658	2,0	14,4	2,2	10,0	0	15
Pommes Frites roh	71	298	2,0	14,8	2,3	0,1	0	16
Reis geschält gegart	93	389	2,0	20,5	0,4	0,2	0	29
Reis geschält roh	349	1460	6,8	77,7	1,4	0,6	0	87
Reis halbpoliert gegart	94	392	2,1	20,2	0,6	0,3	0	43
Reis halbpoliert roh	350	1466	7,0	76,8	1,8	1,1	0	130
Reis parboiled gegart	108	451	2,2	24,0	0,5	0,2	0	32
Reis parboiled roh	351	1470	6,5	78,9	1,4	0,5	0	83
Reis ungeschält gegart	112	469	2,6	23,3	0,8	0,8	0	53
Reis ungeschält roh	349	1463	7,2	74,1	2,2	2,2	0	134
Reisbrei gegart	86	360	3,0	8,7	0,1	4,3	15	4
Reisgrieß roh	349	1460	6,8	77,7	1,4	0,6	0	87
Reisstärke	348	1455	0,8	84,8	0,2	0	0	0
Rösti gegart	147	617	2,0	13,0	2,1	9,6	19	14
Sahnekartoffeln gebacken	114	479	2,3	11,1	1,5	6,6	17	11
Schneebällchen gegart	111	466	3,1	14,5	1,9	4,4	42	14
Schupfnudeln gegart	87	363	3,9	13,0	1,7	1,9	62	15
Spätzle selbstgemacht gegart	132	554	7,0	13,9	0,8	5,4	158	10
Vollkornnudeln eifrei gegart	139	581	5,8	26,1	5,2	1,1	0	34
Vollkornnudeln eifrei roh	323	1351	13,4	60,6	11,5	2,5	0	80
Vollkornnudeln mit Ei roh	333	1394	12,5	60,3	10,1	4,2	74	83

FETTE UND ÖLE

100 Gramm Lebensmittel	Energie (kcal)	Energie (kJ)	Eiweiß (g)	Kohlenhydrate (g) (geteilt durch 12 gleich BE)	Ballaststoffe (g)	Fett (g)	Cholesterin (mg)	Harnsäure (mg)
Backfett (pflanzlich)	866	3626	0	0	0	98,0	0	0
Bratfett (tierisch)	878	3674	0	0	0	99,3	200	0
Butter halbfett	382	1601	4,0	3,5	0	39,8	140	0
Butter/Sauerrahm-/Süßrahm-	741	3101	0,7	0,6	0	83,2	240	0
Butterschmalz	880	3686	0,3	0	0	99,5	340	0
Distel-/Kürbiskern-/Weizenkeimöl	879	3682	0	0	0	99,5	0	0
Erdnußbutter	597	2501	26,1	12,2	7,6	50,0	0	70
Erdnußöl	879	3681	0	0,2	0	99,4	1	0
Fritierfett (überwiegend pflanzlich)	883	3699	0	0	0	100,0	30	0
Gänseschmalz/-fett	883	3698	0	0	0	100,0	100	0
Hühnerfett	883	3698	0	0	0	100,0	85	0
Kakaobutter	879	3682	0	0	0	99,5	3	0
Kokosfett	878	3677	0,8	0	0	99,0	1	0
Kräuterbutter 73% Fett	650	2721	0,6	0,5	0	73,0	202	0
Lebertran	882	3693	0	0	0	99,8	850	0
Leinöl	879	3682	0	0	0	99,5	7	0
Maiskeimöl	883	3696	0	0	0	99,9	1	0
Margarine halbfett	362	1514	1,6	0,4	0	40,0	4	0
Margarine pflanzlich	709	2970	0,2	0,4	0	80,0	7	0
Olivenöl	881	3689	0	0,2	0	99,6	1	0
Palmfett/Palmöl	872	3652	0	0	0	98,7	1	0
Rinderschmalz/-fett	861	3603	0,8	0	0	97,0	100	0
Schweineschmalz/-fett	882	3691	0,1	0	0	99,7	86	0
Sesamöl	880	3685	0,2	0	0	99,5	1	0
Sojaöl	871	3648	0	0	0	98,6	2	0
Sonnenblumenöl	882	3693	0	0	0	99,8	1	0
Traubenkernöl	879	3682	0	0	0	99,5	0	0
Walnußöl	879	3682	0	0	0	99,5	1	0

MILCH UND MILCHPRODUKTE

(Fettgehalt in Prozent)

100 Gramm Lebensmittel	Energie (kcal)	Energie (kJ)	Eiweiß (g)	Kohlenhydrate (g) (geteilt durch 12 gleich BE)	Ballaststoffe (g)	Fett (g)	Cholesterin (mg)	Harnsäure (mg)
Büffelmilch	108	452	4,0	5,1	0	8,0	19	0
Buttermilch	36	150	3,2	4,0	0	0,5	3	0
Buttermilch mit Früchten	74	310	2,8	14,0	0,9	0,4	2	1
Buttermilch m. Fruchtzub.	75	312	2,8	14,2	0,1	0,4	3	1
Creme fraîche/Schmand 20%	205	859	2,8	3,6	0	20,0	65	0
Creme fraîche/Schmand 30%	288	1204	2,5	2,4	0	30,0	90	0
Creme fraîche/Schmand 40%	373	1560	2,1	2,0	0	40,0	117	0
Dickmilch entrahmt 0,3%	34	143	3,4	4,2	0	0,1	1	0
Dickmilch teilentrahmt 1,5%	46	193	3,4	4,1	0	1,5	6	0
Dickmilch vollfett 3,5%	64	266	3,4	4,0	0	3,5	13	0
Dickmilch 10%	118	496	3,1	3,7	0	10,0	37	0
Dickmilch 0,3% mit Früchten	73	305	2,9	14,2	0,9	0,1	1	1
Dickmilch 1,5% mit Früchten	83	346	2,9	14,2	0,9	1,3	5	1
Dickmilch 3,5% mit Früchten	97	406	2,9	14,0	0,9	2,9	11	1
Dickmilch 3,5% m. Fruchtzub.	95	399	2,9	13,3	0,5	3,1	11	0
Dickmilch 10 % mit Früchten	144	602	2,8	13,2	0,9	8,7	33	1
Dickmilch 3,5% m. Frucht u. Süßstoff	62	261	3,2	4,6	1,0	3,2	12	1
Eselsmilch	42	176	2,0	6,1	0	1,0	3	0
Joghurt entrahmt 0,3%	38	159	4,3	4,2	0	0,1	1	0
Joghurt teilentrahmt 1,5%	46	193	3,4	4,1	0	1,5	5	0
Joghurt vollfett 3,5%	66	275	3,3	4,0	0	3,8	14	0
Joghurt 10%/Sahnejoghurt	118	496	3,1	3,7	0	10,0	37	0
Joghurt 0,3% mit Früchten	76	317	3,7	14,2	0,9	0,1	1	1
Joghurt 0,3% m. Fruchtzub.	70	293	3,0	13,5	0,5	0,1	1	0
Joghurt 1,5% mit Früchten	83	346	2,9	14,1	0,9	1,3	4	1
Joghurt 1,5% m. Fruchtzub.	80	336	3,0	13,4	0,5	1,3	5	0
Joghurt 3,5% mit Früchten	99	414	2,9	14,0	0,9	3,2	12	1
Joghurt 3,5% m. Fruchtzub.	98	410	2,9	13,3	0,5	3,4	12	0

MILCH UND MILCHPRODUKTE

100 Gramm Lebensmittel	Energie (kcal)	Energie (kJ)	Eiweiß (g)	Kohlenhydrate (g) (geteilt durch 12 gleich BE)	Ballaststoffe (g)	Fett (g)	Cholesterin (mg)	Harnsäure (mg)
Joghurt 10% mit Früchten	144	601	2,7	13,2	0,9	8,7	33	1
Joghurt 3,5% m. Frucht u. Süßstoff	64	269	3,1	4,6	1,0	3,5	13	1
Joghurt mit Müsli	125	525	4,2	17,2	1,2	4,1	11	16
Joghurt mit Vanille/Nuß	114	478	2,6	18,2	0	3,0	11	0
Kaffeesahne 10%	117	491	3,1	4,0	0	10,0	39	0
Kaffeesahne 15%	160	671	3,0	3,8	0	15,0	52	0
Kaffeesahne 20%	203	849	2,8	3,6	0	20,0	65	0
Kaffeesahne 30%	271	1136	2,6	3,3	0	28,0	85	0
Kaffeeweißer trocken	549	2298	4,0	55,0	0	35,0	0	0
Kefir entrahmt 0,3%	38	158	3,4	4,2	0	0,1	0	0
Kefir teilentrahmt 1,5%	50	208	3,4	4,1	0	1,5	6	0
Kefir vollfett 3,5%	66	277	3,3	4,0	0	3,5	13	0
Kefir 10%	121	508	3,1	3,7	0	10,0	37	0
Kefir 1,5% mit Früchten	86	358	3,0	14,1	0,9	1,3	5	1
Kefir 3,5% mit Früchten	99	416	2,9	14,0	0,9	2,9	11	1
Kefir 10% mit Früchten	146	611	2,7	13,2	0,9	8,7	33	1
Kondensmilch 0,3%	85	355	8,2	12,1	0	0,2	2	0
Kondensmilch 4%	111	463	7,5	10,8	0	4,0	16	0
Kondensmilch 7,5%	133	557	6,5	9,7	0	7,5	28	0
Kondensmilch 10%	176	738	8,8	12,5	0	10,0	38	0
Kondensmilch gezuckert mager	283	1183	9,0	60,0	0	0,2	1	0
Kondensmilch gezuckert 4%	297	1245	7,5	56,8	0	4,0	16	0
Kondensmilch gezuckert 7,5%	330	1383	8,2	55,5	0	8,0	29	0
Kondensmilch gezuckert 10%	343	1434	8,0	54,3	0	10,0	36	0
Kondensmilch gezuckert 15%	373	1560	7,6	51,3	0	15,0	54	0
Kondenssahne 0,3%	85	355	8,2	12,1	0	0,2	2	0
Kondenssahne 4%	111	463	7,5	10,8	0	4,0	16	0
Kondenssahne 7,5%	133	557	6,5	9,7	0	7,5	28	0

MILCH UND MILCHPRODUKTE

100 Gramm Lebensmittel	Energie (kcal)	Energie (kJ)	Eiweiß (g)	Kohlenhydrate (g) (geteilt durch 12 gleich BE)	Ballaststoffe (g)	Fett (g)	Cholesterin (mg)	Harnsäure (mg)
Kondenssahne 10%	176	738	8,8	12,5	0	10,0	38	0
Kondenssahne 15%	265	1108	12,9	19,0	0	15,1	57	0
Kuhmilch entrahmt 0,3%	36	151	3,5	5,0	0	0,1	2	0
Kuhmilch teilentrahmt 1,5%	48	203	3,4	4,9	0	1,6	6	0
Kuhmilch vollfett 3,5%	64	269	3,3	4,8	0	3,5	13	0
Kuhmilch Vorzugsmilch vollfett	67	281	3,3	4,8	0	3,8	14	0
Kuhmilch mit Früchten	98	409	2,9	14,7	0,9	2,9	11	1
Kuhmilch mit Fruchtzubereitung	99	414	2,8	14,8	0,1	3,0	11	1
Kuhmilch mit Kakao/Schokolade	131	547	3,4	20,9	0,8	3,6	10	3
Milchpulver aus Magermilch	368	1541	35,5	51,5	0	0,9	3	0
Milchpulver aus Vollmilch	494	2070	25,3	38,0	0	26,3	98	0
Molke sauer	23	96	0,6	4,2	0	0,2	2	0
Molke süß	25	104	0,8	4,7	0	0,2	2	0
Molke mit Früchten	65	272	0,8	14,6	0,9	0,2	2	1
Molke mit Fruchtzubereitung	65	273	0,7	14,8	0,1	0,2	2	1
Molkenpulver	353	1480	10,9	68,0	0	1,1	4	0
Quark mager unter 1% F.i.Tr.	75	315	13,5	4,0	0	0,2	1	0
Quark 10% F.i.Tr.	83	346	11,6	3,8	0	2,0	7	0
Quark 20% F.i.Tr.	100	418	10,8	3,6	0	4,4	16	0
Quark 30% F.i.Tr.	122	511	10,0	3,4	0	7,4	22	0
Quark 40% F.i.Tr.	143	598	9,0	3,2	0	10,3	31	0
Quark 45% F.i.Tr.	157	656	8,5	3,0	0	12,2	36	0
Quark 50% F.i.Tr.	176	736	8,3	2,9	0	14,5	43	0
Quark 60% F.i.Tr.	217	909	7,1	2,8	0	19,8	59	0
Quark mager m. Frucht u. Süßstoff	73	306	12,3	4,6	1,0	0,2	1	1
Quark mit Früchten mager	103	432	6,0	17,5	0,8	0,7	2	7
Quark mit Früchten 10% F.i.Tr.	106	443	5,3	17,4	0,8	1,4	5	7
Quark mit Früchten 20% F.i.Tr.	112	471	4,9	17,3	0,8	2,3	8	7

MILCH UND MILCHPRODUKTE

100 Gramm Lebensmittel	Energie (kcal)	Energie (kJ)	Eiweiß (g)	Kohlenhydrate (g) (geteilt durch 12 gleich BE)	Ballaststoffe (g)	Fett (g)	Cholesterin (mg)	Harnsäure (mg)
Quark mit Früchten 30% F.i.Tr.	121	507	4,6	17,2	0,8	3,5	10	7
Quark mit Früchten 40% F.i.Tr.	129	540	4,3	17,2	0,8	4,6	14	7
Quark mit Früchten 45% F.i.Tr.	134	563	4,1	17,1	0,8	5,3	16	7
Quark mit Früchten 50% F.i.Tr.	142	593	4,0	17,1	0,8	6,2	19	7
Quark mit Früchten 60% F.i.Tr.	158	660	3,5	17,0	0,8	8,2	25	7
Quark mit Früchten 70% F.i.Tr	175	734	3,4	17,0	0,8	10,5	32	7
Sahne/Schlagsahne 10%	118	495	3,2	4,1	0	10,0	30	0
Sahne/Schlagsahne 30%	288	1207	2,5	3,2	0	30,0	90	0
Sahne/Schlagsahne 40%	358	1498	2,1	3,1	0	38,1	126	0
Sahne gezuckert 30%	311	1302	2,1	7,0	0	31,0	109	0
Sahne gezuckert 40%	386	1618	2,1	6,0	0	40,0	132	0
Sauermilchquark	115	483	26,5	0,3	0	0,2	1	0
Saure Sahne 10%	117	488	3,1	3,3	0	10,0	37	0
Saure Sahne 20%	204	855	2,8	3,4	0	20,0	65	0
Saure Sahne 30%	288	1204	2,5	2,4	0	30,0	90	0
Saure Sahne 40%	390	1634	2,1	2,0	0	42,0	123	0
Schafsmilch	96	404	7,0	4,7	0	5,5	11	0
Schichtkäse 10% F.i.Tr.	86	361	11,6	3,8	0	2,4	8	0
Schichtkäse 20% F.i.Tr.	100	418	10,8	3,6	0	4,4	16	0
Schichtkäse 30% F.i.Tr.	113	473	10,6	3,5	0	6,0	22	0
Schichtkäse 40% F.i.Tr.	146	610	9,7	3,2	0	10,3	38	0
Schichtkäse 45% F.i.Tr.	168	703	9,4	3,1	0	13,0	48	0
Schichtkäse 50% F.i.Tr.	217	909	8,8	2,9	0	19,0	70	0
Schichtkäse 60% F.i.Tr.	308	1288	7,6	2,5	0	30,0	111	0
Schwedenmilch vollfett 3,5%	66	278	3,4	4,7	0	3,5	12	0
Streichrahm 22%	220	922	2,8	3,5	0	22,0	70	0
Stutenmilch	48	199	2,2	6,2	0	1,5	5	0
Ziegenmilch	69	290	3,4	4,4	0	4,2	11	0

KÄSE (allgemeine Einteilung in Käsesorten)

100 Gramm Lebensmittel	Energie (kcal)	Energie (kJ)	Eiweiß (g)	Kohlenhydrate (g) (geteilt durch 12 gleich BE)	Ballaststoffe (g)	Fett (g)	Cholesterin (mg)	Harnsäure (mg)
Edelpilzkäse 45% F.i.Tr.	303	1270	22,0	0	0	24,0	59	10
Edelpilzkäse 50% F.i.Tr.	356	1492	22,9	0	0	29,6	69	10
Edelpilzkäse 60% F.i.Tr.	425	1779	19,1	0	0	39,1	90	10
Edelpilzkäse 65-85% F.i.Tr.	456	1910	14,6	0	0	44,7	104	10
Hartkäse unter 10% F.i.Tr.	167	700	37,9	0	0	1,0	2	11
Hartkäse 30% F.i.Tr.	356	1492	38,5	0	0	22,5	53	10
Hartkäse 45% F.i.Tr.	383	1604	28,7	0	0	30,0	90	10
Hartkäse 50% F.i.Tr.	406	1699	29,0	0	0	32,3	110	10
Schnittkäse 30% F.i.Tr.	256	1070	27,4	0	0	16,0	37	10
Schnittkäse 40% F.i.Tr.	313	1310	26,2	0	0	23,0	51	10
Schnittkäse 45% F.i.Tr.	344	1441	25,3	0	0	27,0	56	10
Schnittkäse 50% F.i.Tr.	356	1492	21,9	0	0	30,0	70	10
Schnittkäse halbfest 30% F.i.Tr.	242	1013	26,5	0	0	15,0	35	10
Schnittkäse halbfest 40% F.i.Tr.	268	1122	21,7	0	0	20,0	47	10
Schnittkäse halbfest 45% F.i.Tr.	291	1218	20,8	0	0	23,0	54	10
Schnittkäse halbfest 50% F.i.Tr.	323	1352	20,0	0	0	27,0	63	10
Schnittkäse halbfest 60% F.i.Tr.	425	1779	19,1	0	0	39,1	90	10
Weichkäse 20% F.i.Tr.	178	747	24,2	0	0	9,0	21	10
Weichkäse 30% F.i.Tr.	209	875	23,0	0	0	13,0	35	10
Weichkäse 40 % F.i.Tr.	267	1117	22,0	0	0	20,0	46	10
Weichkäse 45% F.i.Tr.	275	1152	20,1	0	0	21,8	54	10
Weichkäse 50% F.i.Tr.	312	1305	21,1	0	0	25,5	72	10
Weichkäse 60% F.i.Tr.	362	1517	16,8	0	0	33,2	93	10
Weichkäse 70 % F.i.Tr.	408	1707	13,2	0	0	40,0	112	10

KÄSE (spezielle Sorten)

100 Gramm Lebensmittel	Energie (kcal)	Energie (kJ)	Eiweiß (g)	Kohlenhydrate (g) (geteilt durch 12 gleich BE)	Ballaststoffe (g)	Fett (g)	Cholesterin (mg)	Harnsäure (mg)
Amsterdamer 50% F.i.Tr.	344	1440	23,0	0	0	28,0	90	10
Appenzeller 50% F.i.Tr.	386	1617	25,4	0	0	31,6	74	10
Bavaria Blue 65-85% F.i.Tr.	408	1707	13,2	0	0	40,0	112	10
Bel Paese 50% F.i.Tr.	372	1556	25,4	0	0	30,2	100	19
Bergkäse 45% F.i.Tr	384	1607	28,9	0	0	30,0	70	10
Blauschimmelkäse 50% F.i.Tr	358	1500	21,6	1,0	0	29,8	90	10
Brick 50% F.i.Tr.	358	1500	23,2	0	0	29,7	94	10
Brie 45% F.i.Tr.	284	1191	21,0	0	0	22,4	51	10
Brie 60% F.i.Tr.	362	1517	16,8	0	0	33,2	93	10
Butterkäse 45% F.i.Tr.	299	1250	21,7	0	0	23,5	54	10
Camembert 30% F.i.Tr.	209	875	23,0	0	0	13,0	35	10
Camembert 45% F.i.Tr.	288	1204	21,0	0	0	22,8	70	10
Camembert 60% F.i.Tr.	362	1517	16,8	0	0	33,2	93	10
Cheddar 50% F.i.Tr.	405	1695	24,7	0	0	34,0	105	10
Chester 45% F.i.Tr.	367	1538	27,0	0	0	28,8	68	10
Colby 50% F.i.Tr.	382	1598	23,8	0	0	32,1	95	10
Danbo 45% F.i.Tr.	322	1347	23,2	0	0	25,4	59	10
Danablu 50% F.i.Tr.	345	1445	20,2	0	0	29,5	97	10
Edamer 40% F.i.Tr.	316	1323	26,1	0	0	23,4	52	10
Emmentaler 45% F.i.Tr.	383	1604	28,7	0	0	30,0	90	10
Esrom 45% F.i.Tr.	313	1312	22,5	0	0	24,9	58	10
Fontina 50% F.i.Tr.	382	1600	25,6	0	0	31,1	116	10
Frischkäse 50% F.i.Tr.	281	1177	13,8	3,4	0	23,6	77	0
Frischkäse 60% F.i.Tr./Doppelrahmst.	335	1403	11,0	2,5	0	31,5	103	0
Frischkäse 70% F.i.Tr.	377	1579	9,6	2,5	0	36,9	122	0
Frischkäse mit Kräutern 60% F.i.Tr.	249	1044	8,5	2,4	0,3	23,0	85	0
Geheimratskäse 45% F.i.Tr.	326	1363	24,1	0	0	25,4	59	10
Gorgonzola 48% F.i.Tr.	356	1492	19,4	0	0	31,2	102	10

KÄSE (spezielle Sorten)

100 Gramm Lebensmittel	Energie (kcal)	Energie (kJ)	Eiweiß (g)	Kohlenhydrate (g) (geteilt durch 12 gleich BE)	Ballaststoffe (g)	Fett (g)	Cholesterin (mg)	Harnsäure (mg)
Gouda 45% F.i.Tr.	365	1527	25,5	0	0	25,4	59	10
Gouda 50% F.i.Tr.	367	1535	22,2	0	0	29,6	69	10
Greyerzer 50% F.i.Tr.	406	1699	29,0	0	0	32,3	110	10
Handkäse/Sauermilchkäse <1% F.i.Tr.	131	549	30,0	0	0	0,7	3	19
Havarti 45% F.i.Tr.	322	1347	23,2	0	0	25,4	59	10
Hüttenkäse 20% F.i.Tr.	102	428	12,6	2,6	0	4,3	16	0
Jarlsberg 45% F.i.Tr.	349	1462	26,7	0	0	26,9	69	10
Jerome 45% F.i.Tr.	318	1332	23,4	0	0	24,9	58	10
Klosterkäse 50% F.i.Tr.	342	1432	21,1	0	0	28,8	67	10
Kochkäse 20% F.i.Tr.	122	511	13,8	3,7	0	5,6	14	0
Kochkäse 40% F.i.Tr.	187	783	12,0	3,4	0	13,9	32	0
Kümmelkäse 45% F.i.Tr.	276	1156	20,1	0	0	21,8	67	10
Leidener Käse 20% F.i.Tr.	272	1140	38,0	0	0	13,0	40	10
Limburger 20% F.i.Tr.	188	788	26,4	0	0	9,0	21	24
Limburger 40% F.i.Tr.	270	1130	23,2	0	0	19,7	46	19
Molkenkäse 10% F.i.Tr.	338	1414	8,1	53,8	0	9,5	31	0
Monterey 50% F.i.Tr.	372	1558	24,5	0,7	0	30,3	100	10
Mozzarella 50% F.i.Tr.	255	1066	19,0	0	0	19,8	46	10
Münster 45% F.i.Tr.	293	1225	21,6	0	0	23,0	54	10
Parmesan 30% F.i.Tr.	356	1492	38,5	0	0	22,5	53	10
Port-Salut 50% F.i.Tr.	351	1468	23,8	0,6	0	28,2	123	10
Provolone 45% F.i.Tr.	340	1425	25,6	0	0	26,6	69	10
Raclette 50% F.i.Tr.	343	1435	22,7	0	0	28,0	65	10
Ricotta 45% F.i.Tr.	164	687	11,3	0,5	0	13,0	51	5
Romadur 20% F.i.Tr.	179	748	24,0	0	0	9,0	21	10
Romadur 50% F.i.Tr.	313	1309	20,0	0	0	26,0	61	10
Romadur 60% F.i.Tr.	377	1579	17,0	0	0	34,7	81	10
Roquefort 50% F.i.Tr.	361	1512	21,0	0	0	31,0	72	0

KÄSE (spezielle Sorten)

100 Gramm Lebensmittel	Energie (kcal)	Energie (kJ)	Eiweiß (g)	Kohlenhydrate (g) (geteilt durch 12 gleich BE)	Ballaststoffe (g)	Fett (g)	Cholesterin (mg)	Harnsäure (mg)
Schafskäse/Feta	236	990	17,0	0	0	18,8	45	30
Schmelzkäsezubereitung 10% F.i.Tr.	136	568	19,7	5,3	0	3,7	9	26
Schmelzkäsezubereitung 20% F.i.Tr.	189	793	17,0	7,5	0	10,0	23	26
Schmelzkäsezubereitung 30% F.i.Tr.	209	876	15,0	5,7	0	14,0	32	24
Schmelzkäsezubereitung 40% F.i.Tr.	251	1050	15,0	5,0	0	19,0	44	19
Schmelzkäsezubereitung 45% F.i.Tr.	278	1164	15,8	5,3	0	21,6	50	14
Schmelzkäsezubereitung 50% F.i.Tr.	287	1202	14,0	1,9	0	25,0	58	14
Schmelzkäsezubereitung 60% F.i.Tr.	333	1393	12,0	2,0	0	31,0	73	12
Schmelzkäsezubereitung 70% F.i.Tr.	383	1602	9,0	3,0	0	37,6	70	10
Stangenkäse 60% F.i.Tr.	377	1579	17,0	0	0	34,7	81	5
Steinbuscher 45% F.i.Tr.	299	1253	22,5	0	0	23,3	54	10
Steppenkäse 45% F.i.Tr.	326	1363	24,1	0	0	25,4	59	10
Stilton 60% F.i.Tr.	461	1932	26,0	0	0	40,0	120	10
Tilsiter 45% F.i.Tr.	354	1482	26,3	0	0	27,7	95	10
Trappisten 45% F.i.Tr.	338	1416	24,2	0	0	26,8	62	10
Viereckhartkäse 45% F.i.Tr.	384	1607	28,9	0	0	30,0	70	10
Weinkäse 60% F.i.Tr.	377	1579	17,0	0	0	34,7	81	10
Weißlacker 45% F.i.Tr.	291	1218	20,8	0	0	23,0	54	10
Wilstermarsch 45% F.i.Tr.	319	1336	23,4	0	0	25,0	58	10

EIER UND EIERSPEISEN

100 Gramm Lebensmittel	Energie (kcal)	Energie (kJ)	Eiweiß (g)	Kohlenhydrate (g) (geteilt durch 12 gleich BE)	Ballaststoffe (g)	Fett (g)	Cholesterin (mg)	Harnsäure (mg)
Eier im Glas gesalzen/Solei	153	642	12,8	0,7	0	11,1	394	5
Eier pochiert/verlorene Eier	154	644	12,9	0,7	0	11,2	395	5
Eier russisch	241	1008	11,2	0,9	0	21,7	373	4
Eierpfannkuchen	221	927	8,5	21,5	1,1	11,2	163	13
Eierpfannkuchen mit Äpfeln	132	552	3,4	17,5	1,4	5,2	40	13
Entenei frisch mit Schale	163	681	11,6	0,6	0	12,8	787	4
Entenei frisch ohne Schale	183	766	13,0	0,7	0	14,4	884	5
Gänseei frisch mit Schale	157	659	12,2	1,1	0	11,7	750	4
Gänseei frisch ohne Schale	179	749	13,9	1,3	0	13,3	852	5
Hühnerei frisch mit Schale	136	568	11,4	0,6	0	9,9	348	4
Hühnerei frisch ohne Schale	154	646	12,9	0,7	0	11,2	396	5
Hühnerei frisch, 1 Stück (60g) ohne Schale	92	388	7,7	0,4	0	6,7	238	3
Hühnerei Vollei Pulver	566	2369	46,0	2,4	0	41,8	1440	18
Hühnereigelb frisch	348	1459	16,1	0,3	0	31,9	1260	6
Hühnereiweiß frisch	50	208	11,1	0,7	0	0,2	0	0
Omelett	241	1007	13,0	0,8	0	20,8	424	5
Putenei frisch mit Schale	145	605	11,8	1,0	0	10,5	694	4
Putenei frisch ohne Schale	168	704	13,7	1,2	0	12,2	807	5
Rührei	196	821	11,9	1,4	0	16,1	367	5
Rührei mit Gemüse	121	508	7,2	1,9	0,4	9,5	200	7
Rührei mit Käse	194	814	11,9	1,3	0	15,9	307	5
Rührei mit Kräutern	184	770	11,3	1,6	0,2	14,9	326	5
Rührei mit Schinkenspeck	230	962	11,8	1,2	0	20,0	340	5
Rührei mit Speck	280	1171	9,9	1,4	0,1	26,4	295	4
Spiegelei	220	922	13,5	0,8	0	18,4	432	6

Fisch und Meeresfrüchte

100 Gramm Lebensmittel	Energie (kcal)	Energie (kJ)	Eiweiß (g)	Kohlenhydrate (g) (geteilt durch 12 gleich BE)	Ballaststoffe (g)	Fett (g)	Cholesterin (mg)	Harnsäure (mg)
Aal frisch	278	1162	15,0	0	0	24,5	142	65
Anchovis	323	1354	14,7	0	0	29,8	82	189
Austern frisch	63	264	9,0	3,9	0	1,2	123	90
Bachsaibling frisch	96	404	19,2	0	0	2,1	60	270
Barsch frisch	82	342	18,4	0	0	0,8	72	130
Bismarkhering Konserve	180	753	15,5	3,2	0,5	11,6	83	199
Brasse frisch	116	485	16,6	0	0	5,5	67	160
Bratmakrele Konserve	184	771	15,3	9,7	0,9	9,2	60	127
Felchen/Renke frisch	102	425	18,0	0	0	3,2	60	270
Fischstäbchen paniert TK	152	637	14,0	21,0	1,5	1,1	47	110
Flußkrebs frisch	90	377	18,7	1,2	0	1,1	139	60
Forelle frisch	113	474	20,6	0	0	3,4	56	297
Forelle geräuchert	120	502	21,8	0	0	3,6	59	315
Garnelen frisch	102	425	20,3	0,9	0	1,7	152	65
Hecht frisch	82	344	18,4	0	0	0,9	70	140
Heilbutt frisch	97	405	20,1	0	0	1,7	32	170
Heilbutt schwarz frisch	176	737	13,2	0	0	13,8	46	100
Hering frisch	206	864	18,2	0	0	15,0	91	210
Heringsfilet in Tomatencreme	180	753	11,1	3,9	0,7	13,4	50	126
Heringsfilet Matjesart	209	877	17,8	0	0	15,5	99	228
Hummer frisch	86	361	18,8	0,5	0	0,9	95	118
Jakobs-/Venusmuscheln frisch	77	322	11,1	5,9	0	0,9	150	330
Kabeljau frisch	77	321	17,4	0	0	0,7	50	110
Karpfen frisch	116	484	18,0	0	0	4,8	67	160
Kaviar echt	259	1085	26,1	4,0	0	15,5	300	144
Kaviarersatz	102	426	17,8	1,7	0	2,5	332	98
Krabben frisch	91	382	18,6	0,7	0	1,4	138	147
Lachs frisch	131	547	18,4	0	0	6,3	35	170

FISCH UND MEERESFRÜCHTE

100 Gramm Lebensmittel	Energie (kcal)	Energie (kJ)	Eiweiß (g)	Kohlenhydrate (g) (geteilt durch 12 gleich BE)	Ballaststoffe (g)	Fett (g)	Cholesterin (mg)	Harnsäure (mg)
Lachs geräuchert	138	579	19,5	0	0	6,7	37	180
Languste frisch	102	428	20,6	1,3	0	1,5	140	60
Makrele frisch	182	763	19,0	0	0	11,9	75	145
Makrele geräuchert	192	804	20,0	0	0	12,5	79	153
Matjeshering frisch	274	1146	18,2	0	0	22,6	130	219
Miesmuscheln frisch	67	280	9,8	3,7	0	1,3	126	112
Rotbarsch frisch	107	450	18,6	0	0	3,6	42	130
Sardelle frisch	102	427	20,1	0	0	2,3	13	300
Sardellenpaste	195	817	15,4	8,2	0,1	11,3	10	229
Sardine frisch	119	498	19,4	0	0	4,5	15	345
Sardine in Öl Konserve	166	693	17,0	0	0	10,9	14	319
Schellfisch frisch	78	327	17,9	0	0	0,6	57	140
Schillerlocke geräuchert	162	680	19,5	0	0	9,4	78	137
Scholle frisch	90	375	17,9	0	0	1,9	42	130
Seehecht frisch	92	386	17,2	0	0	2,5	50	120
Seelachs frisch	82	344	18,3	0	0	0,9	71	163
Seeteufel frisch	74	310	14,9	0	0	1,5	25	130
Seezunge frisch	83	348	17,5	0	0	1,4	50	131
Shrimps gegart	93	390	18,9	0,8	0	1,5	145	149
Steinbeißer/Seewolf frisch	88	370	17,5	0	0	2,0	80	110
Steinbutt frisch	83	348	16,7	0	0	1,7	60	120
Thunfisch frisch	222	929	22,0	0	0	15,0	70	150
Thunfisch Konserve	219	916	21,7	0	0	14,8	69	148
Thunfisch in Öl Konserve	222	929	20,5	0	0	15,7	69	148
Tintenfisch frisch	81	340	15,8	2,0	0	1,0	125	110
Zander frisch	84	353	19,2	0	0	0,7	70	110

FLEISCH, GEFLÜGEL UND WILD

(alles frisch)

100 Gramm Lebensmittel	Energie (kcal)	Energie (kJ)	Eiweiß (g)	Kohlenhydrate (g) (geteilt durch 12 gleich BE)	Ballaststoffe (g)	Fett (g)	Cholesterin (mg)	Harnsäure (mg)
Bauchspeck (Schwein)	796	3331	2,9	0	0	88,7	57	0
Brät	285	1193	11,5	0	0	26,9	48	81
Brathähnchen mit Haut	166	694	19,9	0	0	9,6	81	120
Brathähnchen Innereien	139	584	19,1	5,0	0	4,7	555	243
Eisbein (Schwein) mittelfett	178	746	20,4	0	0	10,8	70	120
Ente mit Haut	225	944	18,1	0	0	17,2	76	110
Fasan mager	135	566	22,0	0	0	5,2	71	110
Ferkel	177	740	19,9	0	0	10,8	70	146
Gans mager	155	651	22,8	0	0	7,1	84	120
Gans mit Haut	338	1414	15,7	0	0	31,0	86	170
Hähnchenbrust	102	426	23,6	0	0	0,7	66	180
Hähnchenschenkel	173	723	18,2	0	0	11,2	73	110
Hase	116	485	22,0	0	0	3,0	65	110
Hauskaninchen mittelfett	146	610	19,3	0	0	7,6	70	95
Herz (Rind)	97	405	17,5	0,6	0	2,7	140	256
Hirn (Kalb)	117	488	10,3	0,5	0	8,2	2000	100
Hirsch	113	474	20,6	0	0	3,3	50	110
Kalbfleisch/-braten mager	107	447	19,8	0	0	3,0	70	150
Kalbfleisch/-gulasch mittelfett	125	523	19,3	0	0	5,3	70	140
Kalbfleisch fett	165	690	18,2	0	0	10,3	70	129
Kalbsfilet mager	111	466	20,2	0	0	3,3	70	140
Kalbs-Kochfleisch mittelfett	131	549	18,6	0	0	6,3	73	145
Kalbskotelett mittelfett	146	613	19,1	0	0	7,8	70	140
Kalbsroulade mager	102	427	21,3	0	0	1,8	70	150
Kalbsschnitzel mittelfett	112	471	21,0	0	0	3,1	70	150
Kalbssteak mager	105	439	20,2	0	0	2,6	70	150
Leber (Ente)	131	547	18,7	3,5	0	4,6	515	250
Leber (Gans)	131	549	18,0	5,0	0	4,3	466	250

FLEISCH, GEFLÜGEL UND WILD

(alles frisch)

100 Gramm Lebensmittel	Energie (kcal)	Energie (kJ)	Eiweiß (g)	Kohlenhydrate (g) (geteilt durch 12 gleich BE)	Ballaststoffe (g)	Fett (g)	Cholesterin (mg)	Harnsäure (mg)
Leber (Hähnchen)	139	584	19,1	5,0	0	4,7	555	243
Leber (Rind)	139	581	20,5	5,3	0	3,9	354	255
Leber (Schwein)	117	488	19,4	2,1	0	3,3	340	250
Nieren (Kalb)	112	470	15,8	1,0	0	5,0	364	240
Perlhuhn mit Haut	146	612	20,1	0	0	7,3	75	160
Pferdefleisch	115	481	21,4	0,4	0	3,0	52	200
Poularde mit Haut	240	1004	19,0	0	0	18,4	75	160
Pute mit Haut	216	905	20,6	0	0	15,0	74	170
Putenbrust	107	446	24,1	0	0	1,0	60	120
Rebhuhn frisch	222	928	35,0	0	0	9,0	80	150
Reh mittelfett	122	512	22,4	0	0	3,6	70	110
Rindfleisch mager	121	507	20,6	0	0	4,3	70	120
Rindfleisch mittelfett	155	651	19,6	0	0	8,6	60	105
Rindfleisch fett	187	784	18,9	0	0	12,5	60	98
Rinderbraten/-gulasch mager	129	540	20,2	0	0	5,3	60	110
Rinderbrust (Spannrippe) fett	262	1095	17,2	0	0	21,7	60	83
Rinderfilet	121	508	21,2	0	0	4,0	70	110
Rinderhack	202	846	19,7	0,5	0	13,6	58	108
Rinder-Kochfleisch mittelfett	226	945	19,9	0	0	16,4	68	90
Rindernacken (Kamm) mittelfett	160	668	19,0	0	0	9,3	60	118
Rinderrücken (Roastbeef) mager	130	546	22,5	0	0	4,5	70	110
Rindersteak mittelfett	146	613	22,0	0	0	6,4	70	107
Rinderkeule/-roulade mager	121	507	20,6	0	0	4,3	70	120
Schaffleisch mager	139	582	19,6	0	0	6,8	66	130
Schaffleisch mittelfett	222	929	17,2	0	0	17,2	70	130
Schaffleisch fett	257	1076	16,6	0	0	21,5	72	110
Schnecken	64	266	12,8	2,0	0	0,4	100	110

FLEISCH, GEFLÜGEL UND WILD

(alles frisch)

100 Gramm Lebensmittel	Energie (kcal)	Energie (kJ)	Eiweiß (g)	Kohlenhydrate (g) (geteilt durch 12 gleich BE)	Ballaststoffe (g)	Fett (g)	Cholesterin (mg)	Harnsäure (mg)
Schweinefleisch mager	136	568	21,2	0	0	5,6	70	150
Schweinefleisch mittelfett	177	740	19,9	0	0	10,8	70	146
Schweinefleisch fett	215	900	19,2	0	0	15,5	60	128
Schweinebauch mager	259	1083	17,8	0	0	21,1	60	110
Schweinebraten/-gulasch mager	161	672	20,4	0	0	8,8	70	150
Schweinefilet mager	107	448	22,0	0	0	2,0	70	150
Schweineroulade/-schinken mager	136	568	21,2	0	0	5,6	70	150
Schweinehack	250	1045	17,8	0	0	20,1	63	129
Schweinekamm mager	169	706	20,5	0	0	9,7	60	141
Schweine-Kochfleisch mittelfett	187	785	19,6	0	0	12,2	69	143
Schweinekotelett/-steak mager	133	558	21,6	0	0	5,2	60	150
Schweineschnitzel mager	107	448	22,2	0	0	1,9	70	160
Tatar	113	475	21,4	0	0	3,0	58	130
Taube mit Haut	226	945	16,4	0	0	18,0	90	160
Wachtel mit Haut	175	732	22,4	0	0	9,5	44	150
Wildente mit Haut	205	858	17,4	0	0	15,2	80	150
Wildkaninchen mittelfett	109	456	21,8	0	0	2,3	81	170
Wildschwein	109	457	19,5	0	0	3,4	65	150
Ziege	149	623	19,5	0	0	7,9	70	130
Zunge (Rind)	195	816	16,0	3,7	0	13,0	108	160

WURST

100 Gramm Lebensmittel	Energie (kcal)	Energie (kJ)	Eiweiß (g)	Kohlenhydrate (g) (geteilt durch 12 gleich BE)	Ballaststoffe (g)	Fett (g)	Cholesterin (mg)	Harnsäure (mg)
Bierschinken	179	751	18,2	0,1	0	11,8	60	135
Bierwurst bayrisch	281	1177	13,8	0,2	0	25,3	49	84
Blutwurst Hausmacher	345	1444	17,0	0,6	0,2	31,0	33	14
Bockwurst/Knackwurst	295	1236	15,1	0,3	0,1	26,3	53	92
Bratwurst grobe	355	1485	16,9	0,3	0,1	32,2	65	103
Bratwurst polnisch	336	1408	18,3	0,3	0,1	29,5	68	122
Bratwurst rheinisch/Currywurst	288	1206	11,9	0,3	0	27,0	49	77
Bremer Pinkel	327	1368	14,8	29,2	2,0	16,7	34	128
Cabanossi roh	369	1543	13,6	0,3	0,1	35,3	53	74
Cabanossi gebrüht	312	1307	13,0	0,3	0,1	29,2	48	70
Cervelatwurst, fein, 1A	296	1239	21,9	0,2	0,1	23,3	75	151
Champignonpastete	272	1139	17,3	0,3	0,3	22,7	61	125
Corned Beef	141	591	21,7	0	0	6,0	70	140
Eierpastete	301	1260	16,4	0,5	0,2	26,3	104	100
Fleischkäse	295	1236	15,1	0,3	0,1	26,3	53	92
Fleischkäse grob	283	1185	17,4	0,2	0,1	23,9	64	121
Fleischwurst Lyoner/Pariser	252	1056	16,2	0,2	0	20,9	59	116
Fleischwurst/Stadtwurst	375	1568	3,9	0,3	0,1	40,4	33	7
Frankfurter Würstchen	286	1196	15,0	0,2	0,1	25,3	58	103
Frühstücksfleisch	304	1273	15,5	0,3	0,1	27,1	59	99
Gänseleber in Aspik	26	110	3,7	1,7	0,1	0,4	9	21
Gänseleberpastete	210	878	18,4	1,8	0,3	14,5	164	166
Gänseleberpastete getrüffelt	245	1026	20,0	10,9	0,5	13,5	359	224
Geflügelmortadella	181	757	20,7	0,3	0,1	10,8	79	134
Gelbwurst	284	1189	11,3	0,3	0	26,8	46	67
Jagdwurst	229	960	16,5	0,2	0,1	18,3	58	117
Kalbfleischpastete	204	856	20,4	0,4	0,2	13,6	70	142
Kalbfleischwurst	320	1340	13,3	0,2	0	30,0	61	85

100 Gramm Lebensmittel	Energie (kcal)	Energie (kJ)	Eiweiß (g)	Kohlenhydrate (g) (geteilt durch 12 gleich BE)	Ballaststoffe (g)	Fett (g)	Cholesterin (mg)	Harnsäure (mg)
Kalbsbrust gefüllt	207	867	19,2	0,7	0,7	14,3	90	145
Kalbsleberwurst	322	1348	17,0	1,5	0,1	27,8	188	158
Kalbsleberwurst grob	408	1709	14,5	1,1	0,1	39,0	123	107
Kartoffelwurst	426	1782	8,3	5,1	0,8	41,9	45	50
Käseschinkenwurst	226	948	17,6	0,2	0,1	17,4	54	111
Kasseler	141	591	21,7	0	0	6,0	70	140
Knacker Berliner	308	1288	15,5	0,2	0	27,6	55	97
Knoblauchwurst roh Krakauer	351	1471	14,0	0,2	0	33,3	53	77
Krakauer	264	1107	13,8	0,3	0,1	23,4	51	81
Lachsschinkenpastete	225	943	20,1	0,1	0,1	16,2	66	143
Landjäger	374	1566	13,7	0,3	0	35,9	53	69
Landrotwurst Thüringer	241	1009	21,3	1,0	0,2	17,1	135	175
Leberkäse	283	1184	16,9	0,4	0,1	24,0	68	97
Leberpastete	266	1113	14,7	1,3	0,5	22,8	128	131
Leberwurst bäuerlich	375	1571	18,4	1,0	0,1	33,6	163	156
Leberwurst fein	357	1494	15,9	1,5	0,1	32,3	185	146
Leberwurst grob/Gutsleberwurst	322	1347	17,5	1,3	0,1	27,7	159	147
Mettwurst gekocht	337	1409	18,4	0,2	0,1	29,5	70	127
Mettwurst luftgetrocknet	337	1410	18,4	0,2	0,1	29,5	69	124
Mettwurst roh schnittfest	352	1472	14,0	0,2	0	33,3	53	77
Mettwurst roh streichfähig	369	1544	17,4	0,2	0,1	33,7	69	118
Mortadella norddeutsch	289	1210	15,1	0,3	0,2	25,6	57	102
Mortadella süddeutsch	280	1172	17,3	0,7	0,2	23,4	80	133
Mosaikpastete	275	1150	15,5	0,3	0,1	23,8	57	101
Panhas Westfälischer	322	1349	11,3	21,8	1,0	21,2	34	49
Plockwurst	304	1272	16,6	0,2	0	26,7	61	105
Preßkopf	268	1122	21,8	0,2	0,1	20,2	63	128
Putenbraten	240	1003	19,0	1,7	0,8	17,6	74	162

WURST

100 Gramm Lebensmittel	Energie (kcal)	Energie (kJ)	Eiweiß (g)	Kohlenhydrate (g) (geteilt durch 12 gleich BE)	Ballaststoffe (g)	Fett (g)	Cholesterin (mg)	Harnsäure (mg)
Rauchfleisch	128	538	16,8	0,9	0	6,4	59	96
Roastbeef mager gegart	161	676	31,2	0	0	3,9	72	153
Rostbratwurst	243	1018	22,4	0,3	0,1	17,1	73	153
Rote Rindswurst Frankfurter	241	1008	16,7	0,2	0,1	19,4	55	94
Salami deutsch	316	1323	17,2	0,2	0,1	27,8	65	120
Salami italienisch	303	1268	19,2	0,3	0,1	25,3	68	126
Saumagen Pfälzer	185	776	13,9	6,2	1,0	11,6	44	101
Schinken gekocht (Schwein)	125	525	20,9	0	0	4,6	57	148
Schinken roh geräuchert (Schwein)	136	568	21,2	0	0	5,6	70	150
Schinkenmettwurst	372	1558	17,1	0,2	0	34,2	69	116
Schinkenspeck roh	697	2918	4,7	0	0	76,7	57	0
Schinkenwurst	287	1203	15,1	0,3	0,1	25,4	57	102
Schinkenwurst grob	308	1291	16,5	0,2	0,1	27,2	62	112
Schinkenwurst roh	337	1412	18,3	0,3	0,1	29,6	70	127
Schinkenwurst Tiroler	160	670	23,1	0,3	0,1	7,3	69	167
Schlackwurst	389	1630	16,3	0,6	0	36,3	65	95
Schwartenmagen	304	1274	14,5	0,1	0	27,7	57	95
Schweinskopfwurst	322	1349	21,0	0,2	0	26,7	69	150
Speck geräuchert (Schwein) roh	796	3331	2,9	0	0	88,7	57	0
Sülze (Rind/Kalb)	148	619	18,3	6,8	0,2	5,2	72	129
Teewurst	366	1532	14,4	0,2	0,1	34,7	60	86
Terrine (Schwein) französisch	235	982	21,6	0,6	0,4	16,3	69	148
Trüffelmosaikpastete	275	1150	15,5	0,3	0,1	23,8	57	101
Weißwurst Münchner	289	1212	15,5	0,3	0,1	25,5	62	109
Wiener Würstchen	303	1269	14,3	0,2	0,1	27,6	57	96
Zungen-/Herzwurst	280	1172	17,3	0,7	0,2	23,4	80	133
Zwiebelwurst	394	1650	16,6	0,4	0,1	36,8	68	106

KNABBERGEBÄCK

100 Gramm Lebensmittel	Energie (kcal)	Energie (kJ)	Eiweiß (g)	Kohlenhydrate (g) (geteilt durch 12 gleich BE)	Ballaststoffe (g)	Fett (g)	Cholesterin (mg)	Harnsäure (mg)
Erdnüsse geröstet gesalzen	568	2377	25,1	9,3	11,1	48,4	0	70
Erdnußflips	529	2216	9,7	45,2	4,9	34,7	0	30
Kartoffelchips	535	2242	5,5	40,6	3,0	39,4	0	70
Kartoffelsticks	492	2060	6,5	46,1	2,0	31,5	0	83
Käsegebäck aus Blätterteig	527	2205	10,9	34,8	1,8	38,4	110	18
Käsemürbeteigplätzchen	567	2374	15,7	27,3	1,5	44,3	114	19
Kräcker	376	1574	10,3	75,0	4,5	3,3	0	42
Popkorn/Puffmais	369	1544	12,7	67,2	10,0	5,0	0	60
Salzstangen	347	1452	9,0	75,3	0,7	0,5	0	100

Süsses und Desserts

100 Gramm Lebensmittel	Energie (kcal)	Energie (kJ)	Eiweiß (g)	Kohlenhydrate (g) (geteilt durch 12 gleich BE)	Ballaststoffe (g)	Fett (g)	Cholesterin (mg)	Harnsäure (mg)
Apfelkompott	65	274	0,3	15,0	1,4	0,3	0	14
Apfelkraut gesüßt	242	1013	0,8	57,1	4,7	0,8	0	32
Apfelkraut ungesüßt	221	924	1,6	49,5	9,3	1,6	0	63
Apfelpfannkuchen	177	741	7,1	15,9	1,0	9,5	142	11
Bayrische Creme	217	908	4,8	14,2	0,2	15,8	123	1
Birnenkraut gesüßt	225	942	1,3	53,6	7,4	0,9	0	41
Birnenkraut ungesüßt	208	871	1,9	48,7	10,6	1,3	0	60
Buttermilchgelee	85	357	4,9	14,6	0	0,4	3	0
Diabetiker-Gebäck	414	1732	10,3	44,4	9,1	21,7	0	92
Diabetiker-Konfitüre/Marmelade	111	463	0,4	30,0	0,3	0,1	0	5
Diabetiker-Vollmilchschokolade	409	1712	11,1	67,4	6,5	10,1	1	14
Eis Cremeeis	188	786	6,6	19,8	0	9,0	187	0
Eis Fruchteis	132	551	1,3	28,1	0,6	1,4	5	5
Eis Milchspeiseeis	85	355	2,3	13,2	0	2,4	9	0
Eis Rahmeis	249	1043	1,8	13,9	0	21,0	63	0
Eis Softeis	129	542	2,1	24,9	0	2,2	9	0
Eis Sorbet	139	581	0,2	32,1	0,4	0	0	4
Eiscreme	160	668	2,6	30,7	0	2,7	11	0
Erdnüsse dragiert	530	2219	20,2	26,6	8,7	38,5	0	56
Fruchtschnitte	313	1309	4,1	44,4	2,8	12,1	3	21
Geleefrüchte	329	1378	1,6	79,1	12,0	0,2	0	0
Glukosesirup hell	322	1348	0,3	79,0	0	0	0	0
Götterspeise	267	1119	7,1	39,4	0	5,5	12	149
Gummibonbons	188	789	1,0	45,0	0	0	0	36
Halwa	379	1588	1,2	87,4	2,2	2,2	0	2
Hartkaramell-Bonbons	391	1635	0,5	95,0	0	0,3	0	0
Hartkaramellen gefüllt	359	1501	0,2	88,1	0	0	0	0

100 Gramm Lebensmittel	Energie (kcal)	Energie (kJ)	Eiweiß (g)	Kohlenhydrate (g) (geteilt durch 12 gleich BE)	Ballaststoffe (g)	Fett (g)	Cholesterin (mg)	Harnsäure (mg)
Honig	306	1283	0,4	75,1	0	0	0	0
Kakaogetränkepulver löslich	391	1638	5,5	77,4	6,0	6,0	0	21
Kandierte Früchte	265	1108	0,4	64,3	0,5	0,1	0	5
Kaugummi	387	1620	0,1	95,2	0	0	0	0
Konfitüre/Marmelade	289	1212	0,1	70,8	0,8	0,2	0	6
Krokant aus Haselnuß	451	1890	2,4	81,9	1,6	12,3	0	8
Lakritze	375	1571	4,3	86,2	1,9	0,9	0	20
Liebesperlen	380	1589	0,1	93,4	0	0	0	0
Mandeln dragiert	536	2246	15,0	22,9	12,1	43,3	0	32
Marzipan	459	1920	6,1	68,6	4,9	17,6	0	13
Melassesirup dunkel	278	1163	1,2	67,2	0	0	0	0
Mousse au chocolat	270	1130	5,9	28,0	2,0	14,9	112	5
Müsli-Riegel	375	1569	6,9	43,9	4,4	18,9	0	43
Nougat	474	1985	5,2	65,0	5,0	21,4	0	18
Nüsse dragiert	590	2469	9,6	28,4	6,6	49,3	0	32
Pfefferminzbonbons	406	1700	0,5	98,0	0	0,7	0	0
Pflaumenmus	195	818	0,9	48,0	2,5	0,2	0	0
Pralinen	405	1695	1,4	84,9	2,2	6,1	0	5
Pralinen mit Alkohol gefüllt	387	1620	1,3	68,7	2,2	6,1	0	5
Pralinen mit Marzipan gefüllt	502	2102	10,5	42,5	9,6	32,5	0	24
Pralinen mit Nüssen gefüllt	455	1905	6,6	70,0	4,5	16,2	0	20
Pralinen mit Trüffel gefüllt	519	2175	4,3	53,5	7,1	32,2	1	15
Pudding Grieß	182	763	5,0	12,9	0,8	12,2	76	7
Pudding Vanille	127	531	3,1	21,0	0	3,2	22	0
Pudding-Pulver	382	1600	0,6	92,0	0,5	0,7	0	0
Puffreis	390	1632	7,5	83,5	2,0	2,3	0	96
Puffreis geröstet mit Zucker/Honig	383	1605	6,8	83,0	1,8	2,1	0	86
Quark-Mokkacreme	157	656	5,9	14,7	0	8,2	26	1

Süsses und Desserts

100 Gramm Lebensmittel	Energie (kcal)	Energie (kJ)	Eiweiß (g)	Kohlenhydrate (g) (geteilt durch 12 gleich BE)	Ballaststoffe (g)	Fett (g)	Cholesterin (mg)	Harnsäure (mg)
Quarkspeise mit Erdbeeren	100	418	7,9	14,7	0,4	0,7	2	5
Rote Grütze aus Saft	109	455	0,7	24,7	0	0,1	0	9
Rumkugeln	403	1687	2,0	68,8	3,3	10,4	0	7
Sahnekaramellen	355	1487	0,4	79,3	0	3,6	11	0
Schaumzuckerwaren	333	1394	2,0	80,0	0	0	0	0
Schlagrahm mit Erdbeeren	75	313	1,1	5,1	1,7	5,3	15	21
Schoko-/Nuß-Nougat-Creme	417	1746	8,0	74,2	4,7	9,3	0	20
Schokolade bitter	394	1651	10,9	45,9	18,0	18,5	0	39
Schokolade dragiert	372	1558	4,0	76,9	6,5	4,9	0	14
Schokolade Vollmilch	536	2245	9,2	54,1	1,4	31,5	9	60
Schokolade Vollmilch-Nuß	521	2183	8,5	49,1	5,6	32,4	9	13
Schokolade weiß	542	2268	5,1	62,5	0	30,1	20	0
Schokolade zartbitter	496	2078	7,1	43,8	11,8	32,7	1	26
Schokoladenstreusel	380	1589	0,1	93,4	0	0	0	0
Schokostreuselflocken	442	1851	6,3	59,4	10,5	19,8	0	23
Vanillezucker	405	1697	0	99,8	0	0	0	0
Weichkaramellen/Toffees	449	1881	2,1	71,1	0	17,2	0	0
Weichkaramellen gefüllt	386	1615	0,5	74,6	0	9,2	1	0
Weincreme	139	580	1,7	17,8	0,1	6,6	38	2
Weingelee	102	425	8,0	16,6	0	0	0	2
Welfencreme	108	452	3,8	14,7	0,2	3,6	85	1
Zucker braun	396	1656	0	97,4	0	0	0	0
Zucker weiß/Milch-/Trauben-	405	1697	0	99,8	0	0	0	0
Zuckeraustauschstoffe	236	990	0	99,0	0	0	0	0

KUCHEN UND BACKZUTATEN

100 Gramm Lebensmittel	Energie (kcal)	Energie (kJ)	Eiweiß (g)	Kohlenhydrate (g) (geteilt durch 12 gleich BE)	Ballaststoffe (g)	Fett (g)	Cholesterin (mg)	Harnsäure (mg)
Agar-Agar	340	1425	42,7	35,5	2,2	2,1	0	368
Apfel-Streuselkuchen (Mürbeteig)	232	973	2,0	31,2	1,8	11,0	40	15
Apfelstrudel	161	673	2,1	24,5	2,2	5,9	22	20
Apfeltorte gedeckt (Mürbeteig)	171	714	1,8	28,0	2,0	5,6	19	19
Backpulver	155	651	0,5	37,8	0	0	0	0
Baiser	364	1524	5,6	83,9	0	0,1	0	0
Berliner	324	1357	8,6	43,3	2,2	12,8	104	32
Biskuitrolle (Erdbeeren, Sahne)	216	906	3,6	24,2	0,9	11,6	91	11
Blätterteig roh	418	1748	4,0	28,3	1,5	32,4	92	15
Brandteig roh	201	843	6,4	15,7	0,8	12,6	140	10
Butterkeks	480	2008	10,0	61,8	2,7	21,2	62	26
Cremespeisen-/Tortencremepulver	382	1600	0,6	92,0	0,5	0,7	0	0
Cremetorte (Biskuit)	316	1323	4,1	31,4	1,2	19,4	95	5
Frankfurter Kranz	363	1521	4,9	32,1	1,5	24,1	105	7
Früchtebrot	350	1466	6,6	52,9	4,6	11,8	62	43
Gelatine/Pektine/Gummi Arabicum	343	1435	84,4	0	0	0	0	15
Guarmehl/-gummi	70	292	10,0	5,0	80,0	1,0	0	0
Gugelhupf (Hefeteig fettreich)	353	1479	6,8	43,0	2,6	16,9	46	50
Hefe frisch	64	267	12,0	1,1	0	1,2	0	410
Hefe trocken	313	1311	36,0	32,0	0	4,2	0	1200
Hefeteig mittelschwer roh	307	1287	7,9	44,5	2,0	10,7	58	58
Hirschhornsalz/Pottasche	155	651	0,5	37,8	0	0	0	0
Johannisbrotkernmehl	60	252	4,5	7,3	74,0	1,4	0	0
Kakaopulver schwach entölt	342	1433	19,8	10,8	32,7	24,5	0	71
Käsekuchen (Hefeteig fettreich)	311	1301	6,1	33,0	1,3	17,1	65	19
Käse-Sahne-Torte	209	874	5,9	31,4	0,2	6,2	94	3
Königskuchen (Rührmasse)	349	1462	5,7	49,2	2,3	13,9	99	34
Kuvertüre halbbitter	396	1657	10,0	63,9	10,1	10,7	0	22

KUCHEN UND BACKZUTATEN

100 Gramm Lebensmittel	Energie (kcal)	Energie (kJ)	Eiweiß (g)	Kohlenhydrate (g) (geteilt durch 12 gleich BE)	Ballaststoffe (g)	Fett (g)	Cholesterin (mg)	Harnsäure (mg)
Löffelbiskuits	414	1734	12,2	71,8	1,4	8,3	281	15
Makronen	449	1879	10,3	47,0	6,8	24,4	0	18
Marmorkuchen (Rührmasse)	391	1638	6,2	42,9	1,6	21,7	141	13
Mohnrolle aus Hefeteig fettarm	375	1570	7,4	41,9	4,3	19,6	74	45
Mürbeteig roh	479	2007	5,1	53,1	2,0	27,5	78	20
Müslikeks aus Vollkornteig	441	1846	8,1	49,2	9,2	23,6	0	55
Nußecken	540	2259	6,9	47,8	3,7	35,9	64	21
Nußkuchen	456	1908	8,8	34,7	4,1	31,6	130	18
Obstkuchen (Hefeteig fettarm)	144	603	2,8	25,0	2,1	3,4	19	25
Obstkuchen (Rührmasse)	214	895	3,4	28,4	1,6	9,5	74	15
Orangeat	309	1294	0,4	74,3	2,3	0,3	0	25
Plundergebäck mit Marzipan	377	1580	7,1	39,4	2,9	21,2	76	24
Printen	465	1948	8,1	60,2	5,5	21,3	14	25
Russisch-Brot (Baisermasse)	381	1596	8,8	83,3	1,7	0,8	0	15
Sachertorte	337	1413	5,8	45,7	1,8	14,5	145	9
Sahnestandmittel	351	1469	0,4	85,8	1,0	0,1	0	0
Sandkuchen	440	1842	5,3	44,6	0,7	26,8	151	12
Schwarzwälder Kirschtorte	247	1034	3,9	21,4	0,9	16,1	88	11
Schwarz-Weiß-Gebäck	468	1958	6,5	63,1	2,7	20,9	96	21
Spritzgebäck	531	2222	6,5	53,5	3,5	32,5	76	22
Stollen mit Marzipan (Hefeteig)	390	1631	6,0	47,4	4,1	18,7	45	42
Tortenguß-Pulver	351	1470	0,3	86,0	1,7	0,1	0	0
Waffeln	352	1473	5,0	31,8	1,2	22,9	122	12
Windbeutel m. Kirschen und Sahne	315	1319	8,0	26,7	1,0	19,6	183	14
Vanillekipferl	491	2056	7,2	45,8	3,5	31,2	151	19
Vollkornkeks	471	1971	11,5	51,8	8,5	24,2	0	55
Vollkornbackwaren m. Ballaststoffen	433	1813	13,9	42,1	10,3	23,2	0	181
Zitronat	292	1224	0,4	70,0	2,0	0,4	0	10

GETRÄNKE

100 Gramm Lebensmittel	Energie (kcal)	Energie (kJ)	Eiweiß (g)	Kohlenhydrate (g) (geteilt durch 12 gleich BE)	Ballaststoffe (g)	Fett (g)	Cholesterin (mg)	Harnsäure (mg)
Apfelsaft	49	207	0,3	10,6	0	0,3	0	16
Apfelwein/Obstwein	66	276	0	7,3	0	0	0	0
Aprikosennektar	58	244	0,3	13,7	0	0	0	8
Aprikosensaft	44	186	0,8	9,2	0	0,1	0	21
Bananennektar	54	224	0,3	12,7	0	0	0	6
Berliner Weiße mit Schuß	53	220	0,3	6,9	0	0	0	14
Bier alkoholfrei (<0,5% Alkohol)	26	107	0,4	5,4	0	0	0	10
Bier alkoholarm (<1,5% Alkohol)	55	231	0,5	10,9	0	0	0	24
Bier Bock-/Starkbier	60	250	0,7	4,6	0	0	0	13
Bier Dunkel	37	156	0,4	2,8	0	0	0	15
Bier Eisbock	87	366	0,8	3,7	0	0	0	13
Bier Export Hell	44	185	0,5	3,2	0	0	0	13
Bier Hefeweizen	38	160	0,3	3,0	0	0	0	15
Bier Pils hell	42	177	0,5	3,1	0	0	0	10
Bier Schankbier	30	124	0,2	4,0	0	0	0	9
Bier Weizenbier	43	179	0,3	3,0	0	0	0	15
Bier mit Limonade	34	142	0,3	5,0	0	0	0	8
Birnensaft	54	226	0,5	12,9	0	0,2	0	16
Bowle mit Erdbeeren	79	332	0,2	6,0	0,4	0,1	0	5
Brände aus Getreide	250	1046	0	0,1	0	0	0	0
Brandy/Cherry-/Apricot-	305	1279	0	32,6	0	0	0	0
Calvados	313	1310	0	1,7	0	0	0	0
Cognac/Weinbrand	237	994	0	2,0	0	0	0	0
Cola Mix	45	188	1,7	8,9	0	0	0	5
Cola kalorienarm	4	15	0	0,1	0	0	0	0
Cola mit/ohne Coffein	61	254	3,3	10,9	0	0	0	10
Curaçao/Grand Marnier	318	1331	0	28,3	0	0	0	0
Eierlikör	285	1192	4,0	28,0	0	7,0	150	68

100 Gramm Lebensmittel	Energie (kcal)	Energie (kJ)	Eiweiß (g)	Kohlenhydrate (g) (geteilt durch 12 gleich BE)	Ballaststoffe (g)	Fett (g)	Cholesterin (mg)	Harnsäure (mg)
Fruchtsaftgetränk Beerenobst	51	213	0,1	12,2	0	0	0	1
Fruchtsaftgetränk Kernobst	55	232	0,1	13,2	0	0,1	0	5
Fruchtsaftgetränk Steinobst	46	194	0,1	11,1	0	0	0	2
Fruchtsaftgetränk Trauben	62	258	0,2	14,7	0	0,1	0	6
Fruchtsaftgetränk Zitrus	47	198	0,2	11,2	0,3	0	0	3
Gin	262	1099	0	0	0	0	0	0
Glühwein	105	438	0,2	14,8	0,1	0	0	0
Grapefruitsaft	48	199	0,5	8,5	0,1	0,1	0	15
Holundersaft	50	209	2,3	8,3	0	0,4	0	35
Johannisbeersaft	102	429	0,9	22,4	0	0,1	0	13
Kaffee	2	9	0,2	0,3	0	0	0	0
Kaffee mit Milch	4	17	0,3	0,4	0	0,1	0	0
Kaffee-Ersatz (Zichorie)	3	14	0,1	0,7	0	0	0	0
Kaffeelikör/Kakaolikör	284	1190	0,1	32,2	0	0,3	0	0
Kirschnektar (Sauerkirschen)	61	255	0,3	14,0	0	0,1	0	5
Kirschsaft (Sauerkirschen)	58	243	0,8	11,4	0	0,3	0	15
Klarer	185	774	0	0	0	0	0	0
Kräuterlikör/Gewürzlikör	248	1040	0	10,0	0	0	0	0
Limonade	42	174	0	10,0	0	0	0	0
Limonade kalorienarm	3	11	0	0,5	0	0	0	0
Limonade mit Bitterstoffen	31	131	0	7,5	0	0	0	0
Madairawein	167	699	0	10,0	0	0	0	0
Malzbier	55	231	0,5	10,9	0	0	0	24
Mineral-/Tafelwasser	0	0	0	0	0	0	0	0
Möhrensaft	22	91	0,9	4,0	0,4	0,2	0	16
Multi-Vitamin-Nektar mit Süßstoff	32	132	0,5	6,3	0	0,1	0	9
Obstwasser,-geist (Kirsch, Himbeer)	242	1015	0	0	0	0	0	0
Orangensaft	45	188	0,9	8,8	0,2	0,2	0	21

100 Gramm Lebensmittel	Energie (kcal)	Energie (kJ)	Eiweiß (g)	Kohlenhydrate (g) (geteilt durch 12 gleich BE)	Ballaststoffe (g)	Fett (g)	Cholesterin (mg)	Harnsäure (mg)
Orangen-Nektar mit Süßstoff	22	94	0,5	4,4	0,1	0,1	0	10
Pfirsichnektar	60	250	0,3	14,3	0	0	0	9
Pfirsichsaft	43	180	0,7	9,5	0	0,1	0	19
Pflaumensaft	49	204	0,5	10,7	0	0,2	0	21
Portwein	153	642	0,2	12,0	0	0	0	0
Punsch mit Rotwein	149	624	0,5	21,1	0,4	0,1	0	6
Rote-Beete-Saft	35	147	1,3	6,9	0,3	0,1	0	21
Rotwein leicht bis mittel	66	277	0,2	2,4	0	0	0	0
Rotwein schwer	78	328	0,2	2,5	0	0	0	0
Rum	231	969	0	0	0	0	0	0
Sanddornsaft	87	366	1,3	6,3	0	5,9	0	16
Schorle mit Wein	37	156	0,1	1,3	0	0	0	0
Sekt/Champagner/Schaumwein	79	330	0,2	3,5	0	0	0	0
Sherry cream/sweet	139	581	0,3	6,9	0	0	0	26
Sherry trocken	117	489	0,2	1,4	0	0	0	26
Tee aus Früchten/Kräutern	1	3	0	0,2	0	0	0	0
Tee schwarz/grün/Mate	0	2	0,1	0	0	0	0	0
Tee mit Milch	2	10	0,2	0,2	0	0,1	0	0
Tomatensaft	15	61	0,8	2,1	0,1	0,2	0	10
Traubensaft	70	294	0,6	15,6	0	0,2	0	21
Weißherbst rosé	88	369	0,1	2,4	0	0	0	0
Weißwein lieblich Auslese/Eiswein	98	410	0,2	5,9	0	0	0	0
Weißwein halbtrocken Spätlese	74	311	0,1	2,6	0	0	0	0
Weißwein trocken	72	302	0,2	0,1	0	0	0	0
Wermutwein süß	156	652	0	14,0	0	0	0	10
Wermutwein trocken	126	528	0,1	10,0	0	0	0	10
Whiskey	250	1046	0	0,1	0	0	0	0
Wodka	231	969	0	0	0	0	0	0

LEICHTE GERICHTE PRO PORTION

Eine Portion	Energie (kcal)	Energie (kJ)	Eiweiß (g)	Kohlenhydrate (g) (geteilt durch 12 gleich BE)	Ballaststoffe (g)	Fett (g)	Cholesterin (mg)	Harnsäure (mg)
Fisch gebraten (200g) mit Tomatensalat (200g)	342	1432	39,8	7,7	2,3	16,5	126	304
Fisch gedünstet (200g), Reis (200g)	477	1996	41,2	47,2	0,9	13,3	112	284
Fisch gedünstet in Gemüsesoße (350g)	273	1148	35,5	7,5	1,9	11,2	102	235
Geflügelsalat mit Joghurt (200g)	272	1138	21,3	4,3	2,2	18,8	104	144
Gemüseeintopf (400g)	227	948	8,1	33,2	10,4	6,1	0	112
Gemüsegratin mit Käsesoße (300g)	323	1350	12,0	18,0	2,3	22,3	174	27
Gemüselasagne (300g)	290	1215	18,3	12,1	3,7	18,5	45	42
Gemüserisotto (300g)	277	1158	8,6	42,6	7,8	7,6	0	162
Gemüsesalat mit Dressing (300g)	294	1230	7,2	17,3	10,0	21,6	0	156
Hülsenfrucht-Eintopf, Würstchen (300g)	228	954	14,8	15,7	4,9	11,6	30	159
Kalbsgeschnetzeltes (280g), Reis (200g)	429	1794	30,0	49,1	1,3	12,2	84	248
Kartoffel-Gemüse-Rindfleisch-Topf (400g)	143	600	13,1	15,3	6,3	2,9	20	112
Kartoffelomelett (300g)	277	1161	9,0	33,3	4,9	11,5	99	36
Kartoffelsuppe (400g)	141	592	2,8	19,6	3,0	5,4	16	20
Kohlhackroulade (200g), Püree (200g)	309	1294	15,8	30,5	7,0	13,2	38	114
Kräuterquark (200g), Kartoffeln (300g)	349	1462	27,0	52,1	8,1	2,1	6	54
Milchreis mit Früchten (300g)	317	1326	6,9	57,1	1,9	6,1	21	33
Nizza-Salat mit Thunfisch (200g)	217	906	9,5	6,6	3,0	16,9	116	62
Nudelauflauf mit Spinat (300g)	293	1227	21,3	11,5	5,4	17,6	327	114
Putenbrust, Soße (280g) mit Kartoffeln (200g)	336	1405	35,4	36,6	6,8	4,4	70	206
Quarkauflauf mit Äpfeln (300g)	391	1638	18,4	59,8	2,3	7,5	144	24
Ratatouille (400g)	195	816	4,8	12,0	7,8	14,0	0	60
Reisauflauf mit Äpfeln (300g)	293	1224	6,8	38,1	2,8	12,2	33	33
Spaghetti (200g), Tomatensoße (125g)	366	1533	10,2	55,5	4,3	11,2	75	50
Spinatauflauf mit Fisch (300g)	244	1020	29,3	6,5	4,2	10,6	108	297
Tafelspitz (200g), Mischgemüse (200g)	468	1960	54,6	15,4	7,9	20,6	170	432

RICHTIG ESSEN, UM ABZUNEHMEN

Mit jedem Kilogramm Gewichtsverlust sinken auch erhöhte Blutdruck-, Cholesterin-, Blutfett-, Blutzucker- und Harnsäurewerte.

Hungern müssen Sie nicht, um erfolgreich abzunehmen. Wenn Sie Ihre Ernährung etwas umstellen, beträgt der **Gewichtsverlust** ein bis zwei Kilogramm pro Monat, und Sie halten Ihr neues Gewicht auch dauerhaft.

So können Sie abnehmen:

1. Sie sollten pro Tag nicht mehr als 50 bis 60 Gramm Fett essen. Das ist wahrscheinlich weniger, als Sie gewohnt sind. Im Durchschnitt essen die Mitteleuropäer 100 bis 130 Gramm Fett pro Tag. Achten Sie dabei nicht nur auf abmeßbare Fette wie die Butter auf dem Brot, das Öl am Salat und die Margarine in der Pfanne. Fett steckt vor allem unsichtbar in vielen Nahrungsmitteln. Fettreich sind viele tierische Produkte wie Käse, Wurst, Sahne und Schokolade. Auf Fett zu verzichten, heißt nicht, auf Genuß zu verzichten, sondern nur auszutauschen. Zwei Beispiele: Essen Sie Salzstangen (0,5g Fett pro 100g) statt Chips (39,4g Fett pro 100g) oder Roastbeef (3,0g Fett pro 100g) statt Leberwurst (32,3g Fett pro 100g).

2. Zu Unrecht wurden jahrelang die Kohlenhydrate als Dickmacher verteufelt. Stärke- und ballaststoffhaltige Nahrungsmittel werden langsam verdaut und sättigen hervorragend. Deshalb essen Sie sich satt an frischem Gemüse, Salat, Hülsenfrüchten, Kartoffeln, Reis, Getreide, Brot und frischem Obst. Je naturbelassener und vollwertiger diese Dinge auf den Tisch kommen, um so besser. 30 Gramm Ballaststoffe pro Tag sind erstrebenswert. Ballaststoffe zusätzlich zur Nahrung gibt es in der Apotheke. Sie regen auch die Verdauung an. Wichtig zu wissen: Dazu sollten Sie immer ein großes Glas Wasser trin-

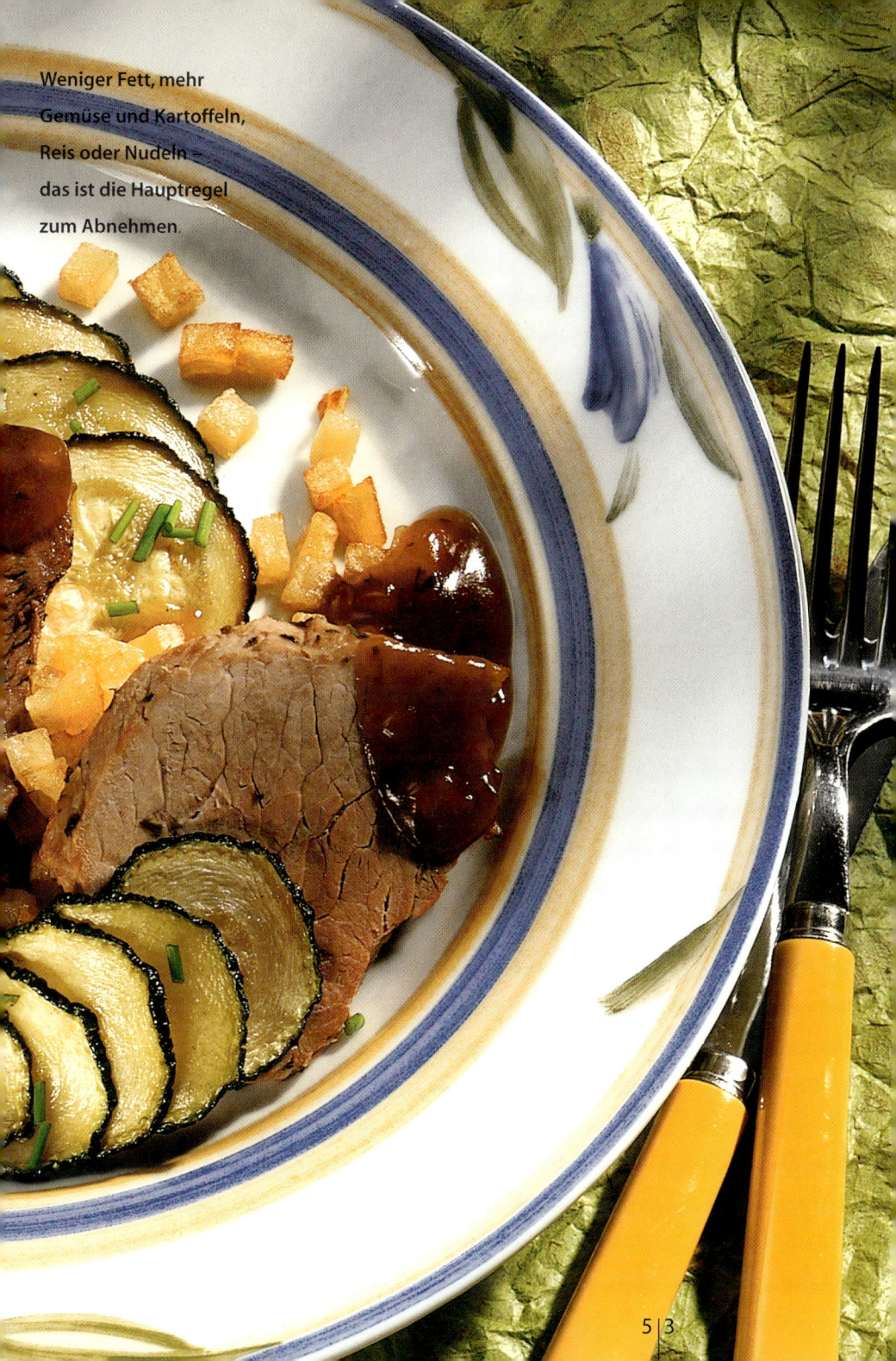

Weniger Fett, mehr Gemüse und Kartoffeln, Reis oder Nudeln – das ist die Hauptregel zum Abnehmen.

ken, damit die Ballaststoffe gut aufquellen und den Magen-Darm-Trakt füllen.

3. Den Genuß von Haushaltszucker und Süßigkeiten, auch Honig und Marmelade, sollten Sie einschränken. Zucker und Süßes werden schnell verdaut, halten nicht lange satt, sondern machen rasch wieder Heißhunger. Zuckerhaltiges müssen Sie sich aber nicht ganz verbieten. Wenn Sie die Lust auf Süßes packt, dürfen Sie eine kleine Menge naschen, also ein paar Gummibärchen; es muß ja nicht gleich die ganze Tüte sein. Die **Süßigkeiten** sollten möglichst fettarm sein und am besten mit Nahrungsmitteln aus Punkt 2 kombiniert werden. Ein Beispiel: Marmelade auf einer Scheibe Brot oder ein Bonbon nach dem Mittagessen.

4. Statt Zucker können Sie auch Süßstoff verwenden.

5. Auf alkoholische Getränke sollten Sie möglichst verzichten.

Fettarm sind Trockenfrüchte, Baiser, Russisch Brot, Puffreis, Gelee- und kandierte Früchte, harte Bonbons, Kaugummis, Lakritze, Frucht-eis, Honig und Marmelade.

6. Langfristig stabilisieren Sie Ihr Gewicht durch Bewegung wie Schwimmen, Fahrradfahren, Walking (schnelles Gehen), Rudern, Tanzen, eventuell auch Jogging.

7. Wer auf Medikamente zum Abnehmen hofft, wird meist bitter enttäuscht. Viele pflanzliche Mittel versprechen oft mehr, als sie halten. Chemische Medikamente können zwar einen Gewichtsverlust herbeiführen, sie sind aber meist verschreibungspflichtig, nicht frei von Nebenwirkungen und werden nur bei starkem Übergewicht empfohlen. Sogenannte Formula-Diäten, bei denen Pulver, Drinks oder Suppen alle notwendigen Nährstoffe möglichst kalorienarm liefern, können beim Beginn des Abnehmens helfen; das richtige Auswählen der Nahrungsmittel lernt man damit leider nicht. Auskunft darüber und über Arzneimittel geben Apotheker und Ärzte.

RICHTIG ESSEN
BEI ERHÖHTEM CHOLESTERIN

Erhöhte Cholesterinwerte lassen sich durch die richtige Ernährung um rund 20 bis 25 Prozent senken. Wenn Sie Cholesterin-senkende Arzneimittel nehmen oder der Arzt oder Apotheker Ihnen zu einer Ernährung geraten hat, die das **Cholesterin** im Blut senkt, gelten folgende Grundsätze für Sie:

Partikel, die Cholesterin enthalten, transportieren das Fett im Blut. Wird viel Fett gegessen, steigert die Leber die Produktion dieser Partikel und des Cholesterins.

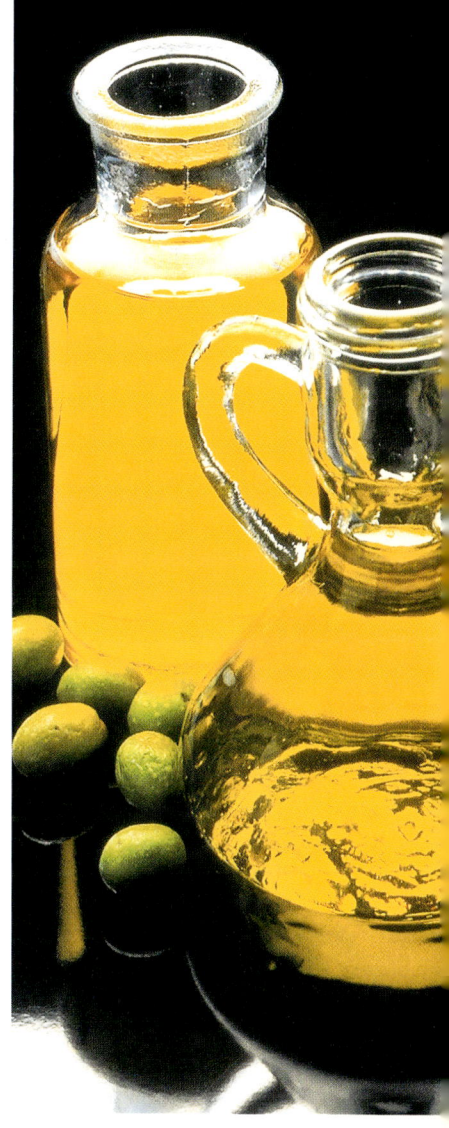

1. Wer übergewichtig ist, wird seine Cholesterinwerte besonders erfolgreich senken, wenn er sein Körpergewicht normalisiert.

2. Essen Sie vor allem wenig Fett, insbesondere wenn es an **gesättigten Fettsäuren** reich ist. Fett und gesättigte Fettsäuren animieren den Körper, Cholesterin in großen Mengen selbst herzustellen, so daß die Cholesterinwerte

Das Nahrungsfett ist aus vielen verschiedenen Fettsäuren aufgebaut. Fettsäuren heißen gesättigt, wenn sie lange, schnurgerade Ketten bilden, die sich zu Kristallen zusammenlagern und so feste Fette wie Butter bilden.

Fisch hat oft wenig Cholesterin und spezielle gesunde Fettsäuren.

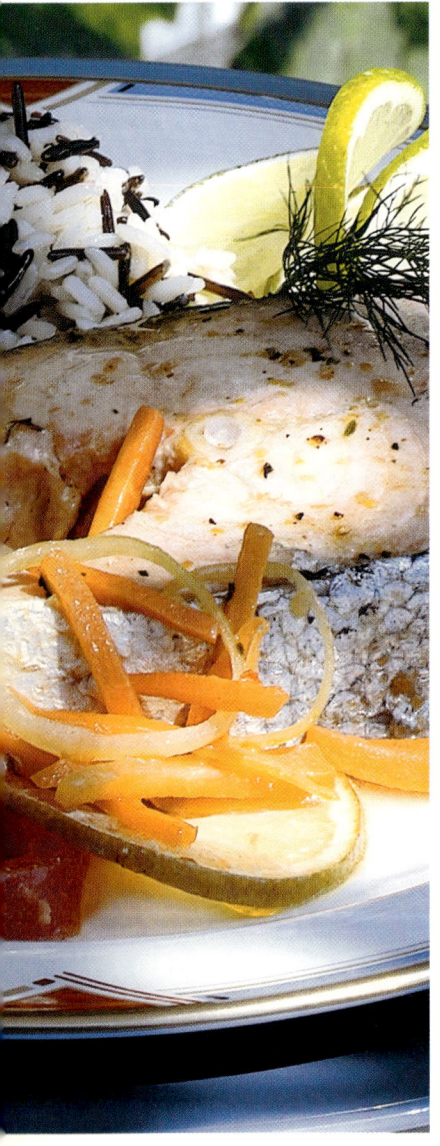

In der Lebensmittelindustrie werden flüssige Öle chemisch behandelt, damit sie fest wie Butter werden und sich besser verarbeiten lassen. Auf vielen Fertigprodukten ist auf gehärtete Fette hingewiesen.

Ihre langen Ketten sind abgeknickt. Sie lagern sich nicht in Kristallen zusammen, werden deshalb nicht fest wie Butter, sondern bilden ein flüssiges Öl.

im Blut ansteigen. Hier heißt es also aufgepaßt bei tierischen Produkten wie fettem Fleisch, Wurst, Speck, Käse, Sahne, Schmalz, Butter, Vollmilch und pflanzlichem Kokosfett. Auch **gehärtete Pflanzenfette**, die in einigen Fertigprodukten wie Margarinen, Konfekt, Keksen und Schokolade vorkommen, sollten nicht im Übermaß verzehrt werden. Bevorzugen Sie statt dessen magere Milch-, Fisch-, Fleischprodukte, magere Käsesorten und Diätmargarine. Ausnahme: Fettreiche Fischsorten wie Hering, Makrele, Lachs und Thunfisch können Sie essen, weil sie reich an ungesättigten Fettsäuren sind.

3. Zum Kochen sollten Sie Speiseöle mit reichlich **ungesättigten Fettsäuren** auswählen statt Butter und Schmalz: Das bieten die meisten pflanzlichen Öle, die beispielsweise gewonnen werden aus Sonnenblumen, Soja, Distel, Maiskeimen, Oliven,

Raps oder Erdnüssen. Ungesättigte Fettsäuren sind auch reichlich in Diätmargarine enthalten. Diese ungesättigten Fettsäuren senken die Cholesterinwerte im Blut.

4. Die Zubereitung von Speisen sollte stets fettarm sein; gut sind Dünsten, Dämpfen, Grillen oder Garen in Folie.

5. Essen Sie viel pflanzliche Kost, weil diese hauptsächlich Kohlenhydrate und Ballaststoffe enthält und richtig satt macht. Gemeint sind: Vollkorn-Getreideprodukte, frisches Gemüse, Kartoffeln, Obst. Senkend auf Cholesterinwerte wirken vor allem Nahrungsmittel, die reich an löslichen Ballaststoffen sind wie Hafererzeugnisse, Guarmehl, Hülsenfrüchte und pektinreiche Obstsorten wie Äpfel, Birnen und Beerenobst. Haferkleie und Guarmehl in Granulatform führen Apotheken.

6. Besonders cholesterinhaltige Lebensmittel sollten Sie sehr sparsam essen: Das trifft Eier, Innereien, Krusten- und Schalentiere. Höchstens 300 Milligramm Cholesterin pro Tag sollten Sie Ihrem Körper zumuten. Cholesterinfreies Ei-Ersatz-Pulver gibt es in Apotheken.

Bei der Empfehlung zum Nahrungs-Cholesterin ist allerdings zu beachten: Es gibt Menschen, bei denen steigert die Zufuhr von Nahrungs-Cholesterin die Blutwerte erheblich. Dagegen hat bei anderen Menschen das Nahrungs-Cholesterin nur einen schwachen bis gar keinen Einfluß auf die Blutwerte. Letztere haben vor allem deshalb erhöhte Cholesterinwerte, weil ihr Organismus zuviel Cholesterin bildet. Wenn die Ernährung zur Senkung der Cholesterinwerte im Blut nicht ausreicht, verschreibt der Arzt Arzneimittel.

Diabetiker vom Typ 2 müssen keine strenge Diät halten. Sie brauchen sich lediglich gesund zu ernähren. Was heißt das?

1. Wer Übergewicht hat und besonders zu einem dicken Bauch neigt, sollte langsam abnehmen (1 bis 2 Kilogramm pro Monat).

2. Generell sollten Sie wenig fettreiche Nahrungsmittel tierischer Herkunft essen, die gesättigte Fettsäuren enthalten: Gemeint sind Wurst, fettes Fleisch, Speck, fetter Käse, Sahne, Vollmilch, Schmalz, Butter, und pflanzliches Kokosfett. Kochen Sie außerdem möglichst fettarm. Greifen Sie zu magerer Milch und Milchprodukten, fettarmen Käsesorten und Fleischgerichten. Essen Sie möglichst wenig Produkte, die gehärtete Fette enthalten. Das kann der Fall sein bei einigen Margarinesorten, Konfekt,

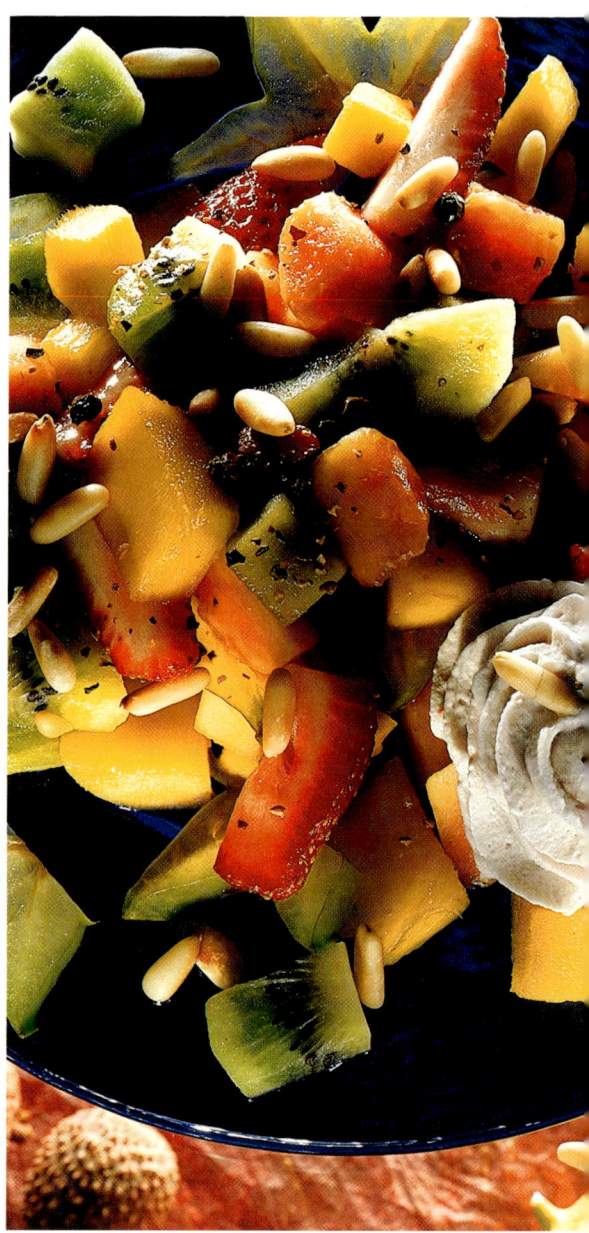

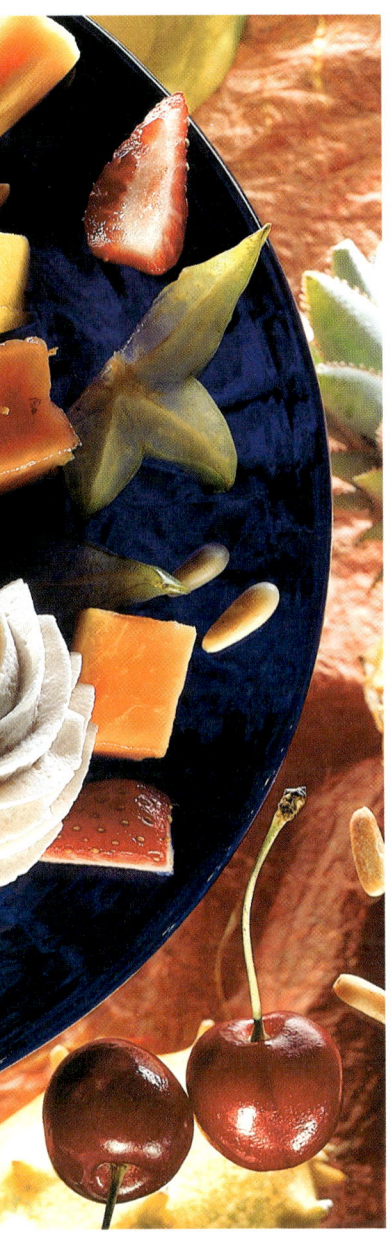

Leckeres Obst statt fetter Sahne senkt das Herz-Kreislauf-Risiko von Diabetikern.

Schokolade, Gebäck, Torten und Fertiggerichten. Dagegen sollten Sie Wert legen auf die Zufuhr ungesättigter Fettsäuren, zum Beispiel durch die Verwendung pflanzlicher Öle der Sonnenblume, Sojabohne, Distel, Maiskeime, Oliven, aus Raps oder Erdnüssen und dem regelmäßigen Verzehr von Fisch.

3. Essen Sie vor allem Nahrungsmittel, die reichlich komplexe Kohlenhydrate und Ballaststoffe enthalten und den Blutzucker nur langsam steigern: frisches Obst, frisches Gemüse, Salat, Hülsenfrüchte, Vollkorn-, Getreideprodukte, Nudeln, Reis und Kartoffeln. Bei stark schwankenden Blutzuckerwerten kann ballaststoffreiches Guarmehl unterstützend eingenommen werden. Präparate führt die Apotheke.

4. Haushaltszucker ist in geringen Mengen erlaubt: bis

zu 10 Prozent der Gesamt-energiezufuhr, das entspricht rund 50 Gramm pro Tag. Zucker oder zuckerhaltige Nahrungsmittel sollten mög-lichst gleichzeitig mit Kohlen-hydraten aus Punkt 3 geges-sen werden, also zum Beispiel Honig auf Brot oder ein Nachtisch nach dem Mittag-essen. Zuckerhaltige Getränke sind aber zu meiden, weil dar-aus Zucker zu schnell ins Blut geht. Sie eignen sich zur Behandlung des Unter-zuckers.

5. Kalorienfreie Süßstoffe wie Saccharin, Cyclamat und Aspartam und mit Süßstoff gesüßte Getränke können Sie verwenden. Dagegen kann auf Zuckeraustauschstoffe wie Fruchtzucker (Fruktose), Sorbit, Xylit, Mannit und Iso-malt verzichtet werden, weil heutzutage die Ernährungs-wissenschaftler den Diabeti-kern normalen Haushalts-zucker in kleinen Mengen (siehe Punkt 4) zugestehen. Vorsicht: Viele Spezialpro-

dukte für Diabetiker sind zu kalorien- und fettreich.

6. Die meisten Diabetiker dür-fen ein bis zwei Glas Wein pro Tag trinken. Während einer Therapie mit Tabletten (Sul-fonylharnstoffen) oder Insulin besteht allerdings durch den Alkohol ein erhöhtes Risiko zu unterzuckern. Vorsichtshalber sollten betroffene Diabetiker zum Alkohol Kohlenhydrate essen. Wer sein Gewicht redu-zieren will, Bluthochdruck oder erhöhte Blutfettwerte aufweist, sollte alkoholische Getränke stark begrenzen.

7. Kohlenhydrat-Austausch-einheiten wie BE und KHE sind für die meisten Diabeti-ker mit Typ-2-Diabetes oder Übergewicht, solange sie außerdem keine Insulinthera-pie erhalten, ohne Bedeutung.

RICHTIG ESSEN BEI GICHT

Wenn sich im Blut zuviel Harnsäure anreichert, lagern sich Harnsäurekristalle in den Gelenken und Nieren ab. Das führt zu Schmerzen und Knoten an den Zeh- und Fingergelenken sowie der Ohrmuschel.

Die meisten Nahrungsmittel enthalten Purine. Wenn der Mensch Purine ißt, baut er sie zu Harnsäure ab. Die Harnsäure kann sich im Blut anreichern und führt dann zu **Gichtbeschwerden**. Erhöhte Harnsäurewerte lassen sich durch eine Blutprobe nachweisen.

Diese Nährwerttabelle gibt nicht den Puringehalt von Nahrungsmitteln an, sondern den daraus umgerechneten Harnsäurewert. Dieser Wert ist verständlicher und macht es einfacher, sich an die empfohlenen Ernährungs-Richtlinien zu halten: Wer unter Gicht leidet, sollte wöchentlich nicht mehr als 2000 Milligramm Harnsäure zu sich nehmen. In seltenen Fällen, wenn zum Beispiel Medikamente nicht vertragen werden, müssen sich Patienten sogar an noch strengere Diäten halten, die lediglich 1000 Milligramm Harnsäure pro Woche erlauben.

Was heißt das konkret? Sie überschreiten 2000 Milligramm Harnsäure pro Woche nicht, wenn Sie sich wie folgt ernähren:

1. Pro Tag höchstens 100 Gramm Fleisch, Wurst oder Fisch essen. Innereien, Geflügelhaut, Salzheringe, Hummer, Bäckerhefe und Fleischextrakt ganz meiden. Wenig essen sollten Sie Harnsäure-reiche Hülsenfrüchte wie Erbsen, auch Schwarzwurzeln, Rosenkohl, Pilze und Krustentiere. Wer 1000 Milligramm Harnsäure pro Woche nicht überschreiten darf, sollte nur ein- bis zweimal wöchentlich 100 Gramm Fisch, gekochtes Fleisch oder Wurst essen.

2. Decken Sie Ihren Eiweiß- und Nährstoffbedarf mit Milch, mageren Milchproduk-

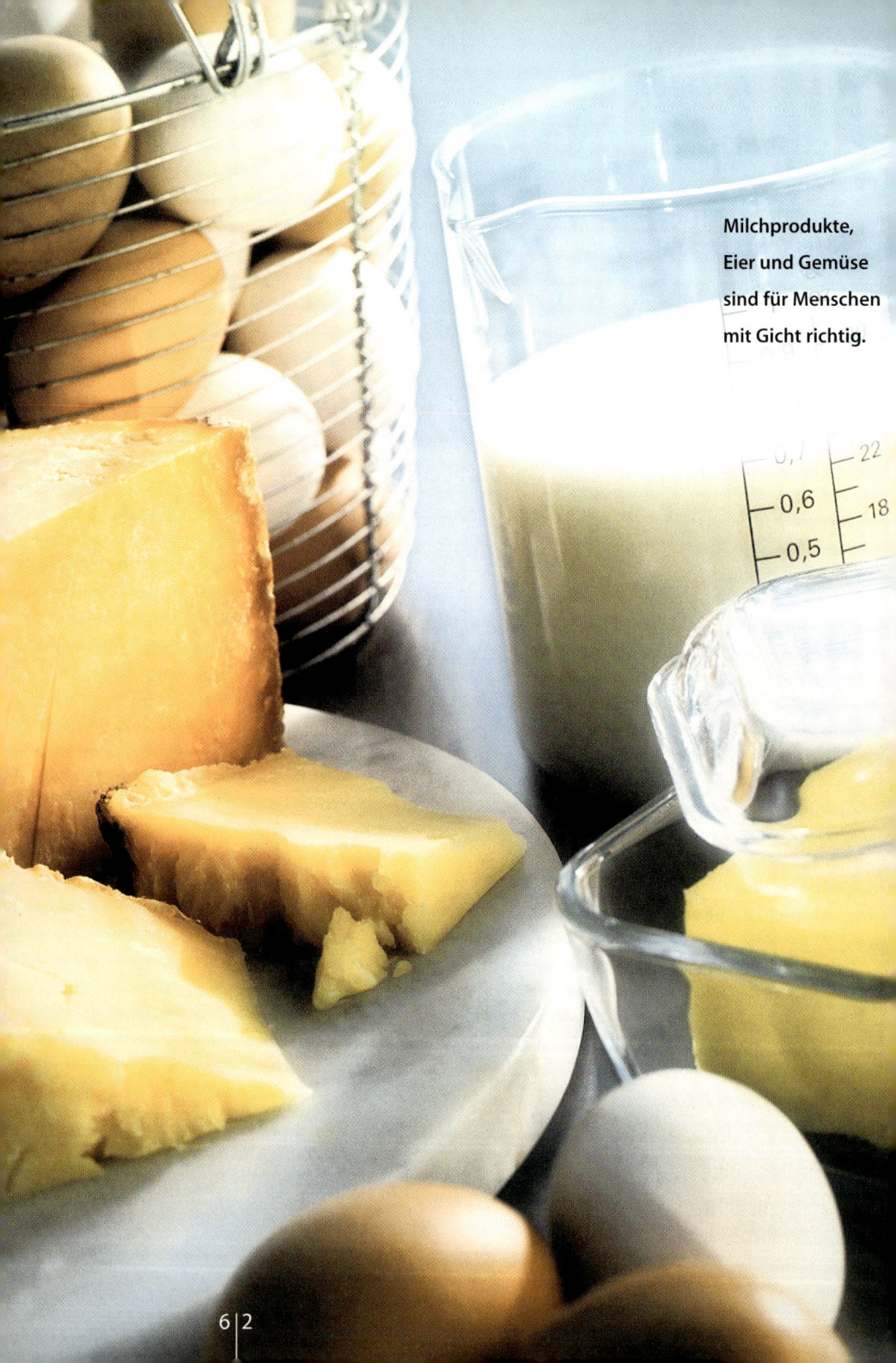

Milchprodukte,
Eier und Gemüse
sind für Menschen
mit Gicht richtig.

ten, Eiern und Pflanzenkost, die arm an Harnsäure ist, auch Kartoffeln und Brot. Eine vegetarische Ernährung mit Milch und Eiern ist im Prinzip eine sehr gute Ernährung bei Gicht.

3. Kochen der Nahrungsmittel, insbesondere von Fleisch, ist günstiger als Braten, weil durch große Hitze mehr Purine aus dem Nahrungsmittel freigesetzt werden. Der Körper kann deshalb aus gebratenen Speisen entsprechend mehr Purine aufnehmen und zu Harnsäure verstoffwechseln.

4. Alkohol erhöht den Harnsäuregehalt im Blut – völlig unabhängig, ob das Getränk an sich Harnsäure enthält oder nicht. Deshalb sollten Sie maximal ein Glas Wein oder Bier pro Tag zu einer Hauptmahlzeit trinken. Bier und alkoholfreies Bier enthalten außerdem Harnsäure und müssen berechnet werden. Bei strenger purinarmer Diät sollte ganz auf Alkohol verzichtet werden.

5. Tee, Kaffee und Kakao sind heute im Gegensatz zu früheren Empfehlungen erlaubt.

6. Wenn Sie übergewichtig sind, sollten Sie unbedingt versuchen, Ihr Körpergewicht zu senken.

7. Lassen sich durch diese Diät die Harnsäurewerte im Blut nicht ausreichend senken, kann der Arzt zusätzlich Medikamente verschreiben. Diese führen entweder dazu, daß die Nieren verstärkt Harnsäure ausscheiden oder daß weniger Harnsäure neu gebildet wird. Über Vor- und Nachteile dieser Therapie informiert Sie auch Ihr Apotheker.

Calcium für starke Knochen

Ab jetzt steigt das Risiko, brüchige Knochen zu bekommen. Der Grund: Die Produktion des weiblichen Hormons Östrogen, das die Kochen schützt, geht zurück.

Für den Aufbau der Knochen ist Calcium ein wichtiges Mineral. Derzeit empfehlen Fachleute für Erwachsene 800 bis 900 Milligramm Calcium pro Tag und für Jugendliche und junge Menschen zwischen 13 und 25 Jahren 1000 bis 1200 Milligramm. Einen erhöhten Calciumbedarf haben außerdem: Senioren, Frauen ab den **Wechseljahren**, Patienten, die über lange Zeit mit Kortison behandelt werden, und junge Frauen, die nach der Schwangerschaft ihr Kind stillen. Eine hohe Calciumzufuhr von mindestens 1000 Milligramm/Tag, bei Stillenden sogar 1300 Milligramm/Tag, ist empfehlenswert. Bei bestehender **Osteoporose** werden die

Bei dieser Erkrankung wird Knochensubstanz abgebaut. Die porösen Knochen sind ständig in Gefahr zu brechen.

Empfehlungen für Calcium individuell vom Arzt auf 1000 bis 1500 Milligramm angehoben. Einen Calciummangel entwickeln außerdem Menschen, die keine Milch- und

Milchprodukte zu sich nehmen, zum Beispiel weil sie unter einer Milcheiweißallergie oder Milchzuckerunverträglichkeit (Lactase-Mangel) leiden oder sich vegan, also ausschließlich pflanzlich, ernähren.

Eine calciumreiche Ernährung bedeutet:

1. Reichlich Milch- und Milchprodukte sowie Käse essen. Fettarme Käsesorten, besonders fettarmer Hartkäse, ist reich an Calcium. Mineralwasser mit hohem Calciumgehalt wählen.

2. Außerdem Vitamin-D-haltige Speisen essen, weil das Vitamin den Einbau von

Käse liefert viel Calcium.

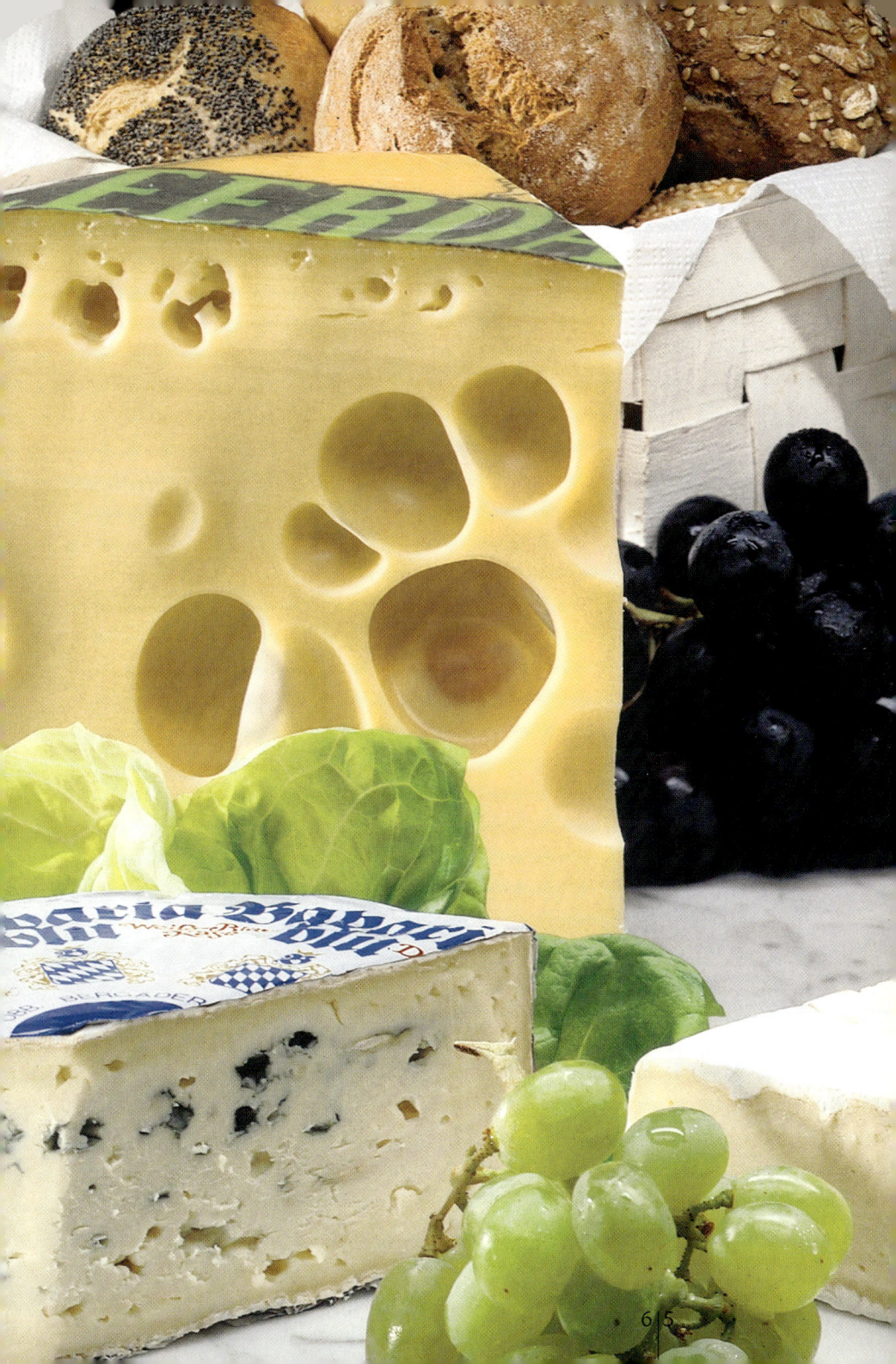

Calcium in die Knochen fördert. Vitamin D ist enthalten in Fisch, besonders in fetten Sorten wie Hering, Aal, Sardelle, Forelle, Lachs und Sardinen, aber auch in Eigelb und Butter.

3. Ein Zuviel an Eiweiß, Kaffee, Tee, Kochsalz und Alkohol meiden, denn durch diese Nahrungsmittel und Getränke scheiden die Nieren zuviel Calcium aus.

4. Es gibt Nahrungsmittel, die die Aufnahme von Calcium im Magen-Darm-Trakt beeinträchtigen. Das sind Nahrungsmittel, die viel Oxalsäure enthalten, wie Spinat, Rhabarber, Mangold, Rote Beete, Schokolade, Kakao, Pefferminztee und schwarzer Tee, ebenso Phytinsäure-haltige Nahrungsmittel wie Kleie-reiche Produkte aus Hafer und Mais, außerdem Phosphat-reiche Speisen wie Schmelzkäse, Kakao, Nüsse, Cola, Fast-food und Würste, die mit Phosphat haltbar gemacht sind. Schließlich behindert auch sehr faserreiche, ballaststoffreiche Kost wie Kleie und Vollkornprodukte die Calciumaufnahme. Einige dieser Nahrungsmittel können ohne Probleme zeitversetzt gegessen werden, so daß sie die Calciumaufnahme nicht stören. Das funktioniert aber nicht immer, weil manchmal Calcium und die störende Substanz in ein und demselben Nahrungsmittel vorkommen.

5. Untergewicht sollte man vermeiden. Aber auch ein zu hohes Körpergewicht belastet die Knochen.

6. Wer seinen Tagesbedarf über die Ernährung nicht ausreichend deckt, kann Calcium als Präparat aus der Apotheke ergänzen. Die meisten Präparate spenden 500 Milligramm bis 1000 Milligramm pro Einnahme. Man kann auswählen zwischen Brausetabletten, Granulat zum Auflösen, Filmtabletten und Trinkampullen.

Da ist viel Calcium drin

100 Gramm Lebensmittel	Calcium (mg)	100 Gramm Lebensmittel	Calcium (mg)
Agar Agar, Trockenprodukt	515	Hartkäse unter 10% F.i.Tr.	1076
Appenzeller 50% F.i.Tr.	800	Hartkäse 30% F.i.Tr. z.B. Parmesan	1400
Aprikosen getrocknet	100	Hartkäse 45% F.i.Tr. z.B.	
Bavaria Blu 65-85% F.i.Tr.	360	Emmentaler/Bergkäse	1100
Brennessel frisch	200	Hartkäse 50% F.i.Tr. z.B. Greyerzer	1000
Broccoli frisch	105	Haselnüsse	225
Brunnenkresse frisch	180	Hefeflocken/Hefegranulat	200
Butter halbfett	115	Hühnereigelb frisch	140
Butterkäse 45% F.i.Tr.	750	Hüttenkäse 20% F.i.Tr.	80
Buttermilch	110	Joghurt entrahmt 0,3% Fett	140
Camembert 45% F.i.Tr.	500	Joghurt teilentrahmt bis	
Cremeeis	180	vollfett 1,5% bis 3,5% Fett	130
Diabetikerschokolade	283	Joghurt 10% Fett	120
Dickmilch entrahmt bis		Johannisbrotkernmehl	670
vollfett 0,3% bis 3,5% Fett	120	Kakaopulver schwach entölt	114
Edelpilzkäse 50% F.i.Tr.	700	Kaperngewürz	730
Eiscreme	105	Kefir entrahmt 0,3%	122
Esrom 45% F.i.Tr.	700	Kefir teilentrahmt bis	
Feigen getrocknet	244	vollfett 1,5% bis 3,5%	120
Fenchel frisch	109	Kerbel frisch	400
Frischkäse Doppelrahmstufe	90	Kochkäse 20% F.i.Tr.	180
Geleefrüchte	99	Kondensmilch 15% Fett	500
Gewürze aus Kräutern	1576	Kräutermischung frisch	230
Götterspeise zubereitet	201	Kresse frisch	214
Gouda 45% F.i.Tr.	800	Kuhmilch teilentrahmt bis	
Grünkohl frisch	212	vollfett 0,3% bis 3,5% Fett	120
Guarmehl	600	Leinsamen geschrotet	234
Gummibonbons	360	Limburger 40% F.i.Tr.	350
Hagebutten frisch	150	Löwenzahn frisch	158
Handkäse/Sauermilchkäse <1% F.i.Tr.	180	Magermilchpulver	1300

100 Gramm Lebensmittel	Calcium (mg)
Mandeln süß	250
Mangold frisch	103
Marzipan Rohmasse	163
Meerrettich frisch	105
Melassesirup dunkel	500
Melde (Gartenmelde)	100
Milchschokolade	214
Mohn gemahlen, geschrotet	1475
Mohnrolle aus Hefeteig fettarm	244
Molke	60
Molkenpulver	1500
Mozzarella	403
Münsterkäse 45% F.i.Tr.	350
Nußmus	233
Nuß-Nougat-Creme süß	171
Paranüsse	132
Petersilie frisch	254
Pistazien	135
Quark mager bis 30% F.i.Tr.	120
Quark 40% bis 50 % F.i.Tr.	110
Quark mit Kräutern 40% F.i.Tr.	149
Raquelette-Käse 50% F.i.Tr.	750
Romadur 50% F.i.Tr.	300
Roquefort	662
Saure Sahne 10% Fett	110
Schafskäse/Feta	450
Schichtkäse 10% bis 20% F.i.Tr.	120
Schlagsahne/Schmand 30% Fett	80
Schmelzkäsezubereitung 10% F.i.Tr.	1200

100 Gramm Lebensmittel	Calcium (mg)
Schmelzkäsezubereitung 20% bis 30% F.i.Tr.	600
Schmelzkäsezub. 40 % F.i.Tr.	500
Schmelzkäsezub. 45% F.i.Tr.	500
Schmelzkäsezub. 50% F.i.Tr.	400
Schmelzkäsezub. 60% F.i.Tr.	340
Schmelzkäsezub. 70% F.i.Tr.	300
Schnittkäse 30% F.i.Tr.	872
Schnittkäse 40% F.i.Tr. z.B. Edamer	804
Schnittkäse 45% F.i.Tr.	815
Schnittkäse 50% F.i.Tr.	727
Sesam	738
Sojabohnen Konserve	122
Sojabrot	190
Sojamehl vollfett/Sojaschrot	200
Sojaspeisekleie	300
Sojaeiweißkonzentrat	300
Sonnenblumenkerne frisch	100
Spinat frisch	126
Stielmus frisch	100
Tilsiter 45% F.i.Tr.	750
Tofu frisch	130
Weichkäse 20% F.i.Tr.	597
Weichkäse 30% F.i.Tr.	600
Weichkäse 40% F.i.Tr.	450
Weichkäse 45% F.i.Tr.	400
Weichkäse 50% F.i.Tr.	350
Weichkäse 60% F.i.Tr. z.B. Brie	280
Weichkäse 70% F.i.Tr.	250
Weinkäse 60% F.i.Tr.	300

MAGNESIUM FÜR MUSKELN UND KOPF

Wenn dem Körper zuwenig Magnesium zugeführt wird, arbeiten die Muskeln einschließlich des Herzmuskels nicht mehr korrekt. Bei Störungen wie Muskelkrämpfen und Herzrhythmusstörungen kann deshalb eine magnesiumreiche Kost helfen. Bei schlechter

Unruhe, Herzjagen, Migräne, Krämpfe und Muskelzuckungen können einen Mangel an Magnesium anzeigen.

Magnesiumversorgung

scheint der Mensch außerdem Streß weniger gut zu vertragen, weshalb Apotheker und Mediziner bei Streß und Kopfschmerzen den Mineralstoff Magnesium empfehlen. Der Tagesbedarf eines Erwachsenen beträgt 300 bis 350 Milligramm Magnesium. Der Bedarf kann erhöht sein in Streßzeiten, bei einseitiger Ernährung, bei reichlichem Alkoholgenuß, nach häufigen Durchfällen, durch intensiven Sport, in der Schwangerschaft und während der Einnahme verschiedener Medikamente wie der Antibabypille, Kortison und harntreibenden Mitteln (Diuretikum).

So ernähren Sie sich magensiumreich:

1. Essen Sie magnesiumreiche Nahrungsmittel wie Vollkornprodukte, Nüsse, Trockenfrüchte, Hülsenfrüchte, auch grünes Gemüse; und trinken Sie magnesiumreiches Mineralwasser.

2. Gemüse nach dem Putzen nur kurz waschen und nicht lange wässern, denn das laugt das Gemüse aus.

3. Magnesium geht beim Kochen ins Kochwasser über; deshalb Getreide und Gemüse nur mit wenig Wasser dämpfen und die Kochbrühe mitverwenden. Ausnahme: Hirse wird vor dem Kochen abwechselnd mit siedendem und kaltem Wasser abgespült.

4. Die Aufnahme von Magnesium wird im Magen-Darm-Trakt vermindert, wenn gleichzeitig Nahrungsmittel mit reichlich Oxalsäure, Phytinsäure, Phosphat und Fettsäuren gegessen werden. Oxalsäure ist beispielsweise enthalten in Spinat, Rhabarber, Mangold, Rote Beete, Schokolade, Kakao, Pfefferminztee und schwarzem Tee, Phytinsäure findet sich in kleiereichen Produkten aus Hafer und Mais. Phosphat ist enthalten in Schmelzkäse, Cola, Fast-food und Würsten, die mit Phosphat haltbar gemacht sind. Fettsäuren sind in allen sehr fetten Speisen vorhanden. Diese Nahrungsmittel sollten möglichst zeitversetzt zur magnesiumreichen Kost gegessen werden. Da das aber nicht immer funktioniert, ist es schon hilfreich, wenn sie einfach nicht im Übermaß verzehrt werden.

5. Wer gleichzeitig ein Calciumpräparat zu magnesiumreicher Kost einnimmt, reduziert die Magnesiumaufnahme im Magen-Darm-Trakt. Daher sollten Calciumpräparate

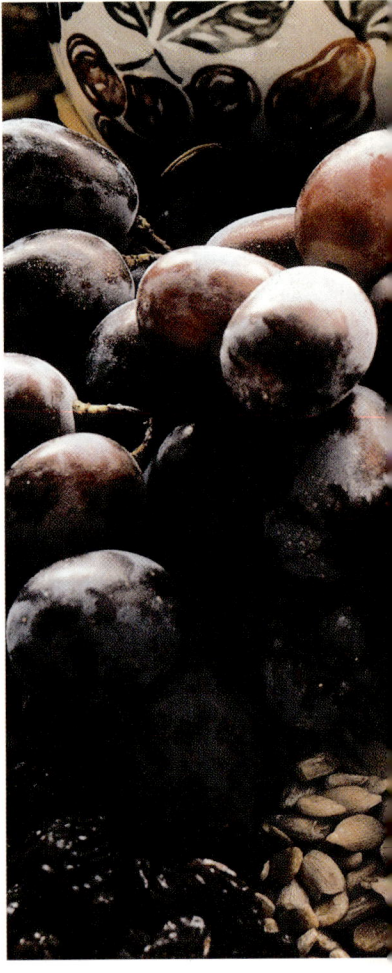

Ein leckeres Müsli mit Nüssen sorgt für eine gute Magnesiumversorgung.

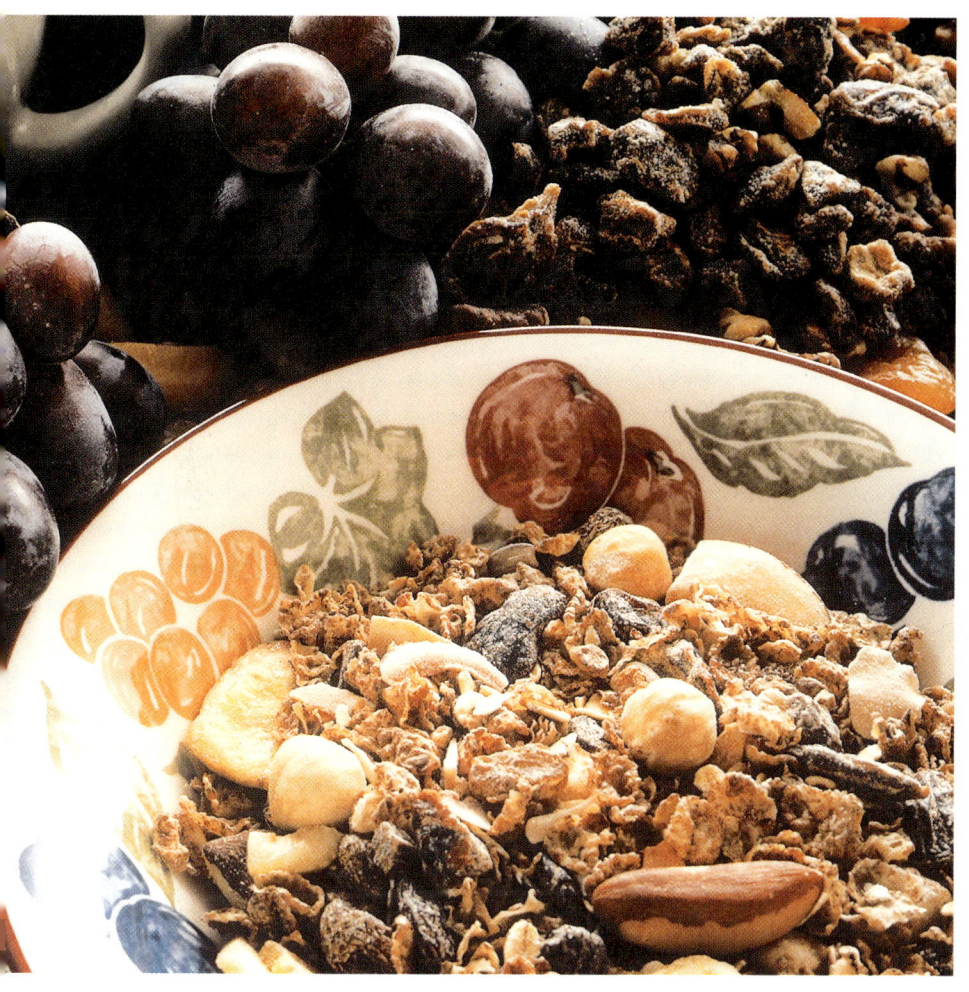

einige Stunden vor oder nach der magnesiumreichen Kost beziehungsweise einem Magnesiumpräparat eingenommen werden.

6. Kann Magnesium nicht ausreichend über die Ernährung zugeführt werden, läßt sich der Mineralstoff mit einem Magnesiumpräparat ergänzen: In Apotheken kann zwischen Brausetabletten, Granulat zum Auflösen, Tabletten, Lutsch- und Kautabletten gewählt werden.

DA IST VIEL MAGNESIUM DRIN

100 Gramm Lebensmittel	Magnesium (mg)	100 Gramm Lebensmittel	Magnesium (mg)
Bitterschokolade	228	Haferkörner/-schrot	129
Bohnen weiß Konserve	36	Hagebutten frisch	65
Brennessel frisch	40	Hartkäse 30% F.i.Tr. z.B. Parmesan	44
Buchweizenkörner	130	Hartkäse 45% F.i.Tr. z.B.	
Buchweizenschrot geschält	85	Emmentaler/Bergkäse	43
Cashewnüsse	270	Haselnüsse	155
Datteln getrocknet	51	Hefe frisch	60
Edelpilzkäse 50% F.i.Tr.	50	Hefegranulat/Hefeflocken/	
Erbsen grün frisch	116	Trockenhefe	230
Erbsen grün Konserve	30	Heringsfilet Matjesart	43
Erdnüsse	160	Hirsekörner/-flocken/-schrot	170
Feigen getrocknet	90	Ingwerknolle	43
Fenchel frisch	49	Johannisbrotkernmehl	62
Frankfurter Grüne Soße als		Kakaopulver schwach entölt	414
Kräutermischung	44	Kaktusbirne frisch	85
Früchte-Müsli	110	Kaperngewürz	260
Gersteflocken	66	Kichererbsen Konserve	40
Gerstenkörner/-schrot	114	Kidneybohnen Konserve	39
Gerstenmehl	155	Kohlrabi frisch	43
Getreidesprossen (Getr. gekeimt)	50	Kokosnuß frisch	39
Gewürze aus Kräutern	270	Kondensmilch 10 % Fett	33
Götterspeise zubereitet	122	Krabben/Shrimps gegart	67
Grünkernkörner	130	Kresse frisch	40
Grünkohl frisch	31	Kürbiskerne	402
Guarmehl	60	Leinsamen geschrotet	356
Gummibonbons	110	Linsen Konserve	33
Haferflocken (Vollkorn)	139	Mandeln süß	220
Haferflocken mit Trockenobst	116	Mandelmus	300

100 Gramm Lebensmittel	Magnesium (mg)	100 Gramm Lebensmittel	Magnesium (mg)
Mangold frisch	81	Schweinefleisch fett	52
Maniok frisch	65	Schweinekotelett frisch	60
Marzipan Rohmasse	143	Sesam	347
Melassesirup dunkel	140	Sojabohnen Konserve	56
Melde (Gartenmelde)	65	Sojabohnenmehl vollfett	250
Meerrettich frisch	33	Sojabratlinge naß	76
Mohn gemahlen, geschrotet	336	Sojaspeisekleie	500
Mohnrolle aus Hefeteig fettarm	61	Sonnenblumenkerne	395
Muscheltiere gegart	66	Spinat frisch	58
Müslikeks aus Vollkornteig	136	Steinbutt frisch	45
Nudeln (Hartgrieß) eifrei roh	56	Sultaninen/Rosinen getrocknet	39
Nudeln (Vollkorn) eifrei roh	120	Thunfisch in Öl Konserve	
Nußmus	161	abgetropft	31
Papaya frisch	41	Tofu frisch	110
Paranüsse	160	Tomatenmark/-püree	48
Petersilie frisch	41	Vegetarische Pasteten	63
Pinienkerne	235	Vollkornbackwaren mit Früchten	163
Pistazien	160	Vollkornbrot	57
Plattfische frisch	45	Vollkornmehl	124
Portulak frisch	151	Walnüsse	130
Puffmais	81	Weizenkeime	250
Pumpernickel	57	Weizenkleie	590
Reis geschält roh	64	Weizenkörner/-flocken	128
Reis ungeschält roh	157	Zartbitterschokolade	149
Roggenkörner/-flocken	120	Zuckererbsen frisch	30
Sardellen frisch	41	Zuckermais frisch	48
Schnittkäse halbfest 60% F.i.Tr.	50		
Schokolade Milch-Vollmilch-Nuß	92		

Richtig essen bei Eisenmangel

Eisen ist im menschlichen Organismus ein Bestandteil des roten Blutfarbstoffes. Es dient damit dem Transport von Sauerstoff im Blut, aber auch im Muskel.

Pro Tag braucht der Mensch etwa 10 bis 15 Milligramm **Eisen**. Der Bedarf ist erhöht in der Schwangerschaft, bei Jugendlichen im Wachstumsalter, Leistungssportlern, Blutspendern und nach Operationen mit Blutverlust. Besonders Frauen im gebärfähigen Alter müssen wegen des Blutverlustes durch die Menstruation auf ihren Eisenhaushalt achten.

So wird die Ernährung eisenreich:

1. Eisen ist reichlich enthalten in Fleisch und Eigelb und kann daraus gut vom Körper aufgenommen werden. Extrem eisenreich sind Innereien, deren Verzehr aber nur beschränkt empfohlen wird. Innereien sollten nicht allzu häufig gegessen werden. Schwangere und Frauen mit Kinderwunsch sollten keine Leber essen.

2. Eisen ist auch in Vollkornprodukten und Gemüsen enthalten. Grundsätzlich wird Eisen aus pflanzlicher Nahrung sehr viel schlechter aufgenommen als Eisen aus tierischer Nahrung. Der Grund: Eisen liegt in zwei verschiedenen Formen vor. Die eine Form, die in tierischen Nahrungsmitteln vorkommt, kann der Mensch besser verwerten. Deshalb reicht es nicht, sich auf die Werte aus der Tabelle zu verlassen, sondern es ist zu prüfen, ob es sich um tierisches oder pflanzliches Eisen handelt.

3. Die Eisenaufnahme wird außerdem durch folgende Nahrungsbestandteile vermindert: Phytinsäure (kommt in der Kleie von Getreide, insbesondere in Hafer und Mais vor), Oxalsäure (Spinat, Rhabarber, Mangold, Rote Beete, Schokolade, Kakao, Pfefferminztee, schwarzer Tee), Alginate (Puddingpulver, Instantsuppen, Speiseeis), Phosphate (Schmelzkäse, Cola, Fast-food, Wurstwaren, die mit Phosphat haltbar gemacht sind), Gerbstoffe (Schwarztee, Kaffee) und calciumreiche Nahrungsmittel (Milch, Käse).

Diese Nahrungsmittel und Getränke sollten möglichst zeitlich versetzt zu einer eisenreichen Mahlzeit gegessen und getrunken werden.

Viele der genannten kritischen Nahrungsmittelbestandteile sind ausgerechnet in den pflanzlichen Nahrungsmitteln enthalten, die als eisenreich gelten. Das ist ein zweiter Grund dafür, warum Eisen aus pflanzlicher Kost schlechter aufgenommen werden kann als aus tierischen Nahrungsmitteln. Zum Beispiel ist Spinat mit seinem hohen Oxalsäuregehalt ein schlechter Eisenspender.

4. Die Eisenaufnahme aus pflanzlichen Nahrungsmitteln läßt sich allerdings steigern, wenn gleichzeitig ein Vitamin-C-haltiges Nahrungsmittel gegessen wird. Daher kann mehr Eisen aus pflanzlicher Kost aufgenommen werden, wenn die pflanzliche Mahlzeit mit Obst oder Fruchtsäften kombiniert wird.

5. Arzneimittel wie Antibiotika und Magenmittel gegen Sodbrennen (Antazida) hemmen ebenfalls die Eisenaufnahme. Sie sollten zeitversetzt mit der eisenhaltigen Mahlzeit oder einem Eisenpräparat eingenommen werden.

6. Falls der **Eisenmangel** mit einer eisenreichen Kost nicht ausreichend bekämpft werden kann, läßt sich Eisen in Form von Präparaten aus der Apotheke zuführen. Es gibt Eisenpräparate als Kapseln, Dragees, Tabletten, Saft, Tropfen und Brausetabletten. Wenn nicht anders verordnet, ist bei der Einnahme zu beachten: Eisenpräparate werden am besten morgens nüchtern eine halbe bis eine Stunde vor dem Frühstück eingenommen. Sie können allerdings bei empfindlichen Menschen Magenbeschwerden auslösen. In diesem Fall werden sie besser vertragen, wenn sie zum Frühstück eingenommen werden.

Menschen mit Eisenmangel sind oft blaß, schnell müde, nervös, reizbar, wetterfühlig. Sie neigen zu Kopfschmerzen, Appetitlosigkeit und rauher Haut.

DA IST VIEL EISEN DRIN

100 Gramm Lebensmittel	Eisen (mg)	100 Gramm Lebensmittel	Eisen (mg)
Agar-Agar, Trockenprodukt	13,2	Herz (Rind) frisch	5,1
Bierhefe-Tabletten	17,5	Herz (Schwein) frisch	4,3
Bitterschokolade	7,0	Hirsekörner/-flocken/-schrot	9,0
Blutwürste	16,8	Kakaopulver schwach entölt	12,5
Bucheckern	7,0	Kalbsnieren frisch	11,5
Buchweizenkörner/-schrot	3,2	Kalbsbrust mittelfett frisch	3,0
Cashewnüsse	2,8	Kalbsleberwurst	7,6
Ei (Pute) frisch	4,1	Kalbsroulade/-schnitzel mager	2,3
Ei (Hühner) frisch	2,1	Kaperngewürz	5,6
Eigelb (Hühner) frisch	7,2	Kleie (Soja)	5,0
Erbsen grün frisch	1,8	Kleie (Weizen)	12,9
Erbsen grün Konserve	1,3	Kokosnußraspeln	3,5
Feigen getrocknet	2,7	Krabben/Krebs- und	
Fenchel frisch	2,7	Krustentiere frisch	1,8
Gänseleberwurst mit Trüffeln	22,5	Kräutermischung frisch	5,5
Gerstenkörner/-schrot	2,8	Kresse frisch	2,9
Gerstenmehl	4,5	Kürbiskerne	12,5
Gewürze aus Kräutern	44,0	Lakritze	2,8
Götterspeise zubereitet	5,3	Leber (Ente) frisch	30,5
Grünkernkörner/-schrot	4,2	Leber (Hähnchen) frisch	9,5
Gummibonbons	4,2	Leber (Gans) frisch	10,8
Haferflocken (Vollkorn)	4,6	Leber (Rind) frisch	7,0
Haferkörner/-schrot	5,8	Leber (Schwein) frisch	15,8
Hafermehl	4,2	Leberpastete	5,0
Hase mager frisch	2,8	Leberwurst fein	7,4
Haselnüsse	3,8	Leberwurst grob	6,1
Hefe frisch	5,0	Leinsamen geschrotet	8,3
Hefe Granulat/Flocken	16,0	Löwenzahn frisch	3,1
Hefe trocken	20,0	Mandeln süß	4,1

100 Gramm Lebensmittel	Eisen (mg)	100 Gramm Lebensmittel	Eisen (mg)
Mangold frisch	2,7	Sauerampfer frisch	8,5
Melassesirup dunkel	9,2	Schokoladenstreuselflocken	4,2
Milchschokolade	2,3	Schwarzwurzeln frisch	3,3
Mohn gemahlen, geschrotet	9,6	Schweinefleisch/	
Muscheltiere gegart	7,6	-gulasch mager frisch	1,8
Müsli	3,3	Schweinezungensülze	14,1
Nougat	2,3	Sesam	10,0
Nudeln (Vollkorn) eifrei roh	3,9	Sojabratlinge/-klöße naß	3,2
Nußmus	3,9	Sojamehl vollfett/-schrot	11,0
Panhas Westfälischer	29,5	Sojanudeln roh	4,7
Paranüsse	3,4	Sonnenblumenkerne frisch	6,3
Pfeilwurzelpulver	8,3	Spinat frisch	4,1
Pfifferlinge frisch	6,5	Süßholz	41,4
Pinienkerne	9,2	Tatar	2,2
Pistazien	7,3	Tintenfisch frisch	2,2
Portulak frisch	3,6	Tofu frisch	1,9
Pumpernickel	2,7	Topinambur frisch	3,7
Pute frisch	1,4	Vegetarische Pasteten	4,4
Rehfleisch mager bis fett	3,0	Vollkornbrot	2,7
Reis parboiled roh	2,9	Vollkornbrötchen	2,8
Reis (Vollkorn) roh	2,6	Vollkornkeks	4,3
Rindfleisch/-filet/		Walnüsse	2,5
-gulasch/-braten mager frisch	2,3	Weizenkeime	8,0
Rinderhack frisch	1,9	Weizenkörner/-flocken	3,3
Roggenflocken	3,7	Weizen-Vollkornmehl	3,4
Roggen-Keimflocken	9,0	Wildente frisch	4,2
Roggenkörner/-Vollkornmehl	4,9	Wildkaninchen	3,2
Rotwurst	10,4	Zunge (Schwein) frisch	3,3
Sardellen frisch	3,3	Zartbitterschokolade	4,6

RICHTIG VITAMINE ESSEN

Vitamine sind für den Menschen lebenswichtig. Bis auf das Vitamin D muß der Mensch alle Vitamine über die Nahrung zuführen, weil der Körper sie nicht selbst herstellen kann. Sie kommen in pflanzlichen wie tierischen Nahrungsmitteln vor. Vitamine benötigt der Körper oft nur in Spuren, auf die kommt es aber an: Reicht die Zufuhr nicht aus, können die Menschen schwer erkranken. Solche schweren Mangelerkrankungen sind in den industrialisierten Ländern selten geworden. Eine optimale Versorgung ist trotzdem nicht immer gewährleistet: Nicht jeder kann regelmäßig frisches Gemüse und Obst kaufen und täglich selbst kochen. Wechseln dann Fertiggerichte und Schnellimbiß einander ab oder wird täglich in einer schlechten Kantine gegessen, können sich Defizite einzelner Vitamine einstellen. Ähnliches gilt für extreme Ernährungsformen wie die vegane Ernährung ohne tierische Produkte. Ein solcher leichter Vitaminmangel macht meist keine eindeutigen Beschwerden, wird möglicherweise falsch gedeutet und nicht behandelt.

Vitamine aus Obst und Gemüse können schweren Krankheiten entgegenwirken.

Gute Vitaminquellen und einige Tips finden sich in der folgenden Tabelle. Die Tabelle gibt den Tagesbedarf für das jeweilige Vitamin an. Viele Multivitaminpräparate sind entsprechend dieser Angaben zusammengesetzt. Darüber informiert die Apotheke. Die Werte für den Tagesbedarf sind so hoch

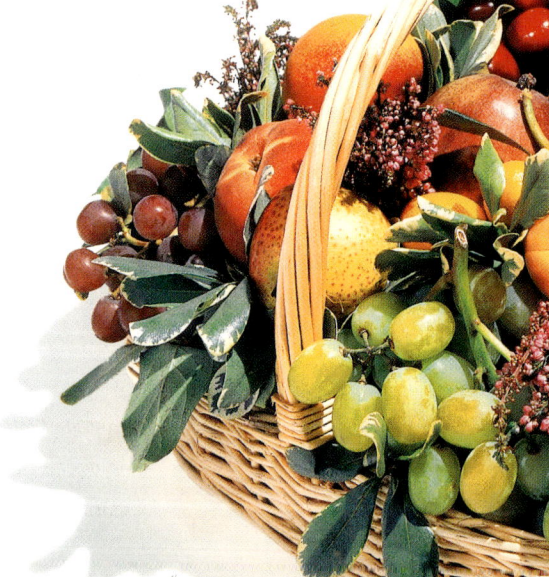

gewählt, daß beim Mensch kein Vitaminmangel auftreten wird. Vitamine werden aber auch in höheren Mengen eingenommen. Dann wirken sie wie ein Medikament bei Erkrankungen oder beugen bestimmten Krankheiten vor. In der letzten Spalte der Tabelle finden sich Hinweise darauf, wenn das Vitamin als Medikament bei einer Erkrankung empfohlen wird.

Ein Beispiel: Nach derzeitigem Wissenstand beugen die Vitamine C, E und Betacarotin, die Vorstufe des Vitamin A, möglicherweise einigen Krankheiten vor. Dem Krebs, der **Arteriosklerose** und dem grauen Star sollen

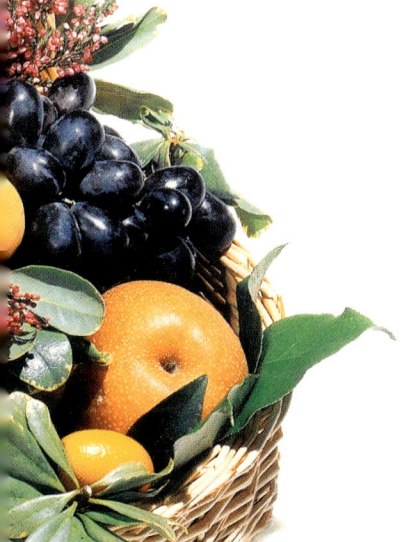

Sauerstoff-Radikale werden auch als oxidativer Streß bezeichnet. Die Vitamine fangen diese Schadstoffe ein. Sie heißen deshalb auch antioxidative Vitamine.

Bei dieser Erkrankung verengen sich die Blutgefäße durch Ablagerungen. Weil dadurch Organe nicht mehr gut durchblutet werden, können Herzinfarkt und Schlaganfall auftreten. Eventuell können Vitamine vor Ablagerungen schützen.

diese Vitamine entgegenwirken. Die Vitamine fungieren dabei als Radikalfänger. Das heißt, sie beseitigen aggressive, stark reaktionsfähige Substanzen im Körper. **Radikale** entstehen bei natürlichen Stoffwechselvorgängen. Sie werden verstärkt gebildet durch Zigarettenrauch, Sonnenstrahlung, bestimmte Medikamente und Nahrungsbestandteile. Zur Vorbeugung vor den genannten Erkrankungen wird deshalb ausdrücklich der Verzehr von frischem Gemüse und Früchten empfohlen.

Läßt sich die Vitaminzufuhr nicht über die Ernährung gewährleisten, können diese Vitamine auch zusätzlich als Nahrungsergänzungsmittel in Form von Kombinationspräparaten (oft als ACE bezeichnet) zugeführt werden. Ein Studie hat allerdings ergeben, daß bei Rauchern die Einnahme von Betacarotin mehr schädlich als nützlich war. Die Vor- oder Nachteile einer Vitamineinnahme wird wohl in Zukunft noch geklärt werden müssen.

DIE VITAMINE IM ÜBERBLICK

Vitamin	Wichtig für	Ein Erwachsener braucht pro Tag	Viel Vitamin ist enthalten in
Vitamin A; das Vitamin wird auch aus Betacarotin im Körper gebildet.	Augen, Haut, Schleimhaut, Betacarotin wirkt möglicherweise als Arteriosklerose- und Krebsschutz	0,8 bis 1,0 mg Vitamin A oder 4,8 bis 6 mg Betacarotin	Vitamin A: Leber, Aal, Eigelb, Butter, Margarine, Käse Betacarotin: tiefgelbem bis orangerotem Gemüse und Obst wie Mohrrüben, Fenchel, Batate, Mango, Aprikosen, und dunkel- grünem Blattgemüse wie Löwenzahn, Grünkohl, Spinat, Feldsalat und Stielmus
Vitamin D	Knochenbildung und Knochen- härte, Zähne	5 µg	Fischen, vor allem in fetten Sorten wie Matjes, Hering, Aal, Sardellen, Forelle, Lachs und Sardinen, auch in Muscheln, Eigelb, Butter
Vitamin E	Schutz des Vitamin A und ungesättigter Fettsäuren in Zellen, möglicher- weise Arterio- sklerose- und Krebsschutz	12 mg der aktiven Form (= D-Alpha Tocopherol)	Pflanzlichen Ölen wie Weizen- keimöl, Sonnenblumenöl, Distelöl, Maiskeimöl, Traubenkernöl, Soja- öl, auch in Margarine, Sonnenblu- menkernen, Nüssen wie Hasel- nüssen und Mandeln, Weizen- keimen
Vitamin K	Blutgerinnung	60 bis 80 µg	Grünen, blattförmigen Pflanzen wie Petersilie, Löwenzahn, Brennessel, Kresse, Melde, Stielmus, Mangold, Lauch, Spinat, auch Grünkohl, Blumenkohl, Rosenkohl, China- kohl, Kichererbsen, Fenchel, Weizenkeimen

Die Tagesdosis ist enthalten in	Wichtig zu wissen
60 bis 80 g Karotten 100 bis 130 g Spinat	• Betacarotin wird vom Körper besser aufgenommen, wenn man etwas Fett dazu ißt. • Vitaminbedarf erhöht bei Rauchern, Schwangeren und Menschen mit häufigen Infekten. • Betacarotin-Präparate in Kombination mit Vitaminen E und C (=ACE) sind zum Krebs- und Arterioskleroseschutz im Handel. • Vitamin A nicht überdosieren: Schwangere und Frauen mit Kinderwunsch sollten keine Leber essen.
20 g Hering 30 g Lachs	• Regelmäßig Sonne auf die Haut lassen, dann kann der Körper selbst Vitamin D bilden, das die Knochen härtet. • Erhöhter Bedarf bei Senioren, Rauchern und Schwangeren. • Vitamin D als Tabletten erhalten Säuglinge, Menschen mit Knochenschwund und bei Langzeit-Kortison-Einnahme.
8 g Weizenkeimöl 20 g Sonnenblumenöl	• Kaltgepreßte Öle bevorzugen, weil Vitamin E hitzeempfindlich ist. • Vitamin E wird in Präparaten gegen Rheuma und als Schutz vor Arteriosklerose und Krebs (ACE-Kombination) eingesetzt.
7 bis 10 g Petersilie 15 bis 20 g Mangold 20 bis 30 g Spinat	• Vitamin K ist lichtempfindlich; Gemüse sehr frisch verbrauchen. • Neugeborene erhalten Vitamin-K-Tropfen als Schutz vor Hirnblutung.

DIE VITAMINE IM ÜBERBLICK

Vitamin	Wichtig für	Ein Erwachsener braucht pro Tag	Viel Vitamin ist enthalten in
Vitamin B$_1$	Nerven und Kohlenhydrat-Stoffwechsel	1,1 bis 1,4 mg	Bierhefe, Hefe, Sojaschrot, Weizenkeimen, Sonnenblumen-kernen, Muskelfleisch, vor allem Schweinefleisch, Nüssen, Sesam, Mohn, Hülsenfrüchten, Weizen-kleie, Randschichten des Getrei-des, Vollkornbrot, -backwaren
Vitamin B$_2$	Eiweiß- und Energie-Stoffwechsel	1,5 bis 1,7 mg	Hefe, Bierhefe, Agar-Agar, Sojaschrot, Käse, Vollkorn-produkten, Mandeln, Leinsamen, Sojabohnen, Pilzen, Kräutern, Eigelb, Fleisch, Fisch, Milch, Hülsenfrüchten, Mais
Vitamin B$_6$	Eiweißstoffwechsel, Immunsystem, Nervensystem	1,6 bis 1,8 mg	Bierhefe, Hefe, Hummer, Agar-Agar, Sojabohnen, Fisch, Vollkornprodukten, -brot, Leinsamen, Nüssen, Kartoffel-produkten, Geflügel, Fleisch
Vitamin B$_{12}$	Rote Blutkörper-chen, Vitamin arbeitet mit Fol-säure zusammen	3,0 µg	Tierischen Lebensmitteln: Muscheln, Fisch, Fleisch, Käse, Eigelb, auch Bierhefe

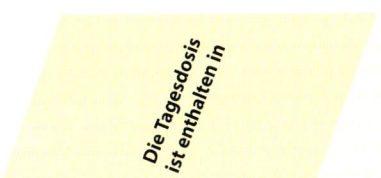

Die Tagesdosis ist enthalten in	Wichtig zu wissen
8 bis 10 g Bierhefe 120 bis 150 g Schweine-fleisch	• Vitamin geht ins Kochwasser über; darum Brühe mitessen. • Erhöhter Vitaminbedarf bei Sportlern, Schwerarbeitern, Schwangeren, reichlichem Alkohol-, Kaffee- und Teegenuß. • Vitamin-B_1-Präparate werden zur Therapie von Nervenschmerzen eingesetzt.
1 Liter Milch 30 bis 40 g Hefe	• Vitamin geht ins Kochwasser über; darum Brühe mitessen. • Vitaminbedarf erhöht bei jungen Frauen, Senioren und regelmäßigem Alkoholgenuß. • Vitamin färbt den Harn intensiv gelb.
160 bis 180 g Lachs 170 bis 190 g Hafer	• Vitaminbedarf erhöht bei Diäten, Einnahme der Antibabypille, reichlichem Alkoholgenuß und in der Schwangerschaft. • Vitamin-B_6-Präparate werden zur Therapie des prämenstruellen Syndroms (die Tage vor den Tagen) und bei Langzeit-Einnahme der Antibabypille eingesetzt.
30 g Hering 60 g Rindfleisch 3/4 Liter Milch	• Kein Vorkommen in pflanzlichen Nahrungsmitteln; Veganer sind nach 5 bis 15 Jahren mangelgefährdet. • Erhöhter Bedarf bei Schwangeren. • Präparate werden bei spezieller Form der Blutarmut (perniziöser Anämie) angewendet.

DIE VITAMINE IM ÜBERBLICK

Vitamin	Wichtig für	Ein Erwachsener braucht pro Tag	Viel Vitamin ist enthalten in
Niacin	Zuckerabbau, Energieumsatz, Fettstoffwechsel	15 bis 18 mg	Bierhefe, Hefe, Reis-, Weizenkleie, Fisch, Nüssen, Geflügel, Fleisch, Vollkorngetreide, -reis, Hülsenfrüchten, Kaffee (geröstet)
Folsäure	Zellaufbau, Eiweißstoffwechsel	300 µg	Hefe, Bierhefe, Agar-Agar, Weizenkeimen, Sojaschrot, -mehl, Weizenkleie, Hülsenfrüchten, Nüssen, Samen, Eigelb, auch Gemüse wie Fenchel, Wirsing, Broccoli, Okra, Spargel, Chinakohl, Weißkohl, Rosenkohl, Spinat
Pantothensäure	Gehirnstoffwechsel, Fettabbau, rote Blutkörperchen	6 mg	Hefe, Bierhefe, Fisch, Fleisch, Eigelb, Sonnenblumenkernen, Hülsenfrüchten, Mohn, Nüssen, Pilzen, Weizenkleie, Käse
Biotin	Haut, Haare, Nägel, Kohlenhydrat- und Fettstoffwechsel	30 bis 100 µg	Hefe, Sojaschrot, Sojabohnen, Weizenkleie, Eigelb, Nüssen, Kakaopulver, Bierhefe, Vollkorngetreide, Hülsenfrüchten, Pilzen
Vitamin C	Bindegewebe, Immunsystem, Eisenaufnahme, Entgiftung des Körpers, möglicherweise Arteriosklerose- und Krebsschutz	75 mg	Obst und Gemüse: besonders Acerola, Hagebutten, Sanddorn, Guave, schwarzen Johannisbeeren, Papaya, Kiwi, Zitrusfrüchten sowie Brennessel, Petersilie, Paprika, Stielmus, Broccoli, Meerrettich, Rosenkohl, Grünkohl, Fenchel

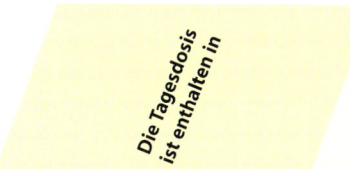

130 bis 160 g Putenbrust 200 bis 240 g Lachs	• Niacinverlust ist beim Kochen sehr gering. • Nahrungsmittel vor Licht schützen.
60 g Weizenkeimen 300 g Fenchel 330 g Broccoli	• Folsäure wird fast vollständig zerstört durch starkes Kochen und Wässern des Gemüses. • Erhöhter Bedarf bei jungen Frauen, Einnahme der Antibabypille, regelmäßigem Alkoholgenuß, Schwangeren. • Vor und in der Schwangerschaft schützen Präparate vor Mißbildungen, Fehl- und Frühgeburten.
60 g Hering 220 g Steinpilzen	• Mangel kommt praktisch nicht vor.
50 bis 170 g frische Sojabohnen	• Mangel kommt praktisch nicht vor, weil Darmbakterien Biotin herstellen und den Körper versorgen. • Nicht zu viele rohe Eier essen, weil Eier die Biotinaufnahme stören.
40 g schwarze Johannisbeeren 50 g rohe rote Paprika 110 g Kiwi	• Gemüse und Obst möglichst frisch verbrauchen. Nur kurz, kühl und dunkel lagern. • Bedarf ist erhöht bei Rauchern, Schwangeren und in Streßsituationen. • Präparate steigern die Abwehrkraft gegen Erkältungen und werden als Schutz vor Krebs (ACE), grauem Star und Arteriosklerose eingesetzt.

LIEBLINGSREZEPTE & NOTIZEN

Zutaten

LIEBLINGSREZEPTE & NOTIZEN

Zutaten

LIEBLINGSREZEPTE & NOTIZEN

Zutaten

LIEBLINGSREZEPTE & NOTIZEN

Zutaten

LIEBLINGSREZEPTE & NOTIZEN

Zutaten

LIEBLINGSREZEPTE & NOTIZEN

Zutaten

LIEBLINGSREZEPTE & NOTIZEN

Zutaten

LIEBLINGSREZEPTE & NOTIZEN

Zutaten

IHRE MEINUNG IST UNS WICHTIG

*Sagen Sie uns, der Redaktion des Verlages, wie
Ihnen dieses Buch gefällt, was Sie gut finden,
und wo es Verbesserungen geben könnte!*

Vielen Dank!

Absender:

Wie hat Ihnen dieses Buch gefallen? Und
warum? Was fanden Sie gut, was verbesse-
rungswürdig? Der Verlag freut sich über
jede Zuschrift!

Ich finde das Buch „Nährwerte auf einen Blick"
sehr gut, weil

Folgendes müßte an dem Buch noch
verbessert werden:

GOVI-VERLAG
PHARMAZEUTISCHER VERLAG GMBH
BEREICH PUBLIKUMSMEDIEN
CARL-MANNICH-STRASSE 26
65760 ESCHBORN

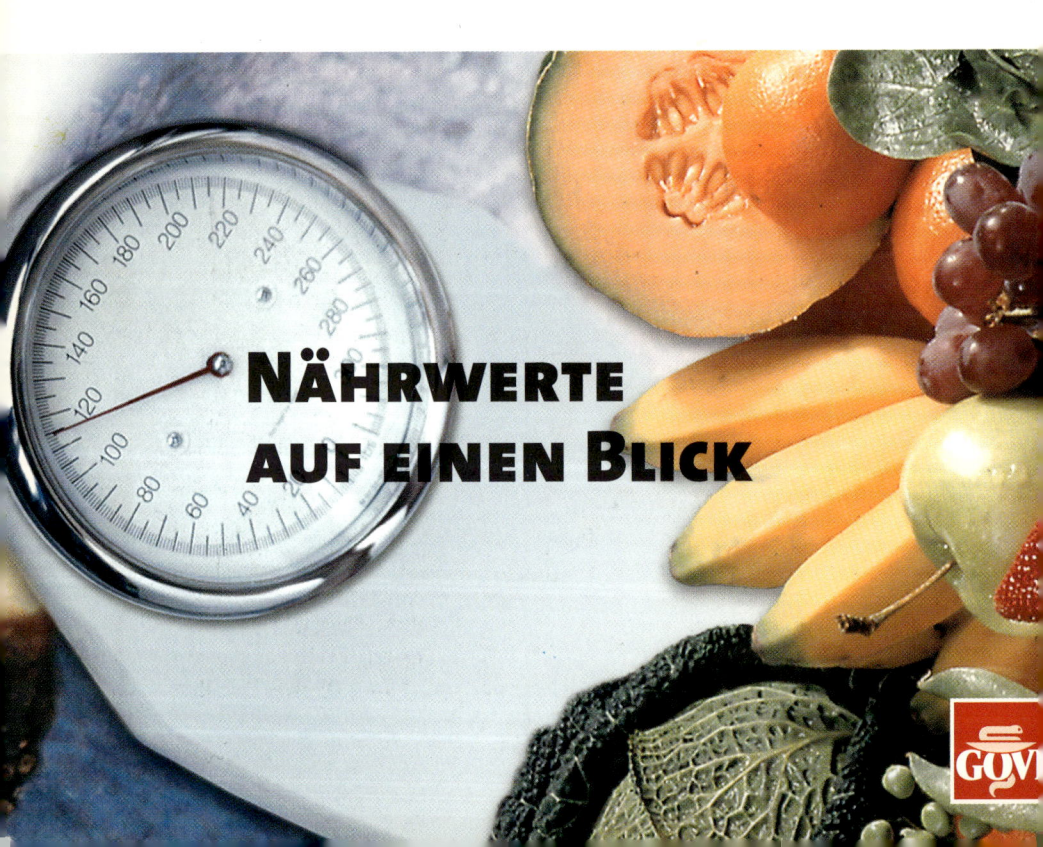

NÄHRWERTE
AUF EINEN BLICK

GOVI